Periodontics for Special needs Patients

ペリオドンティクス フォー スペシャルニーズ ペイシェント

障害者・有病者の歯周治療

監・著 長田　豊（長崎県口腔保健センター）
　　　 和泉雄一（東京医科歯科大学）

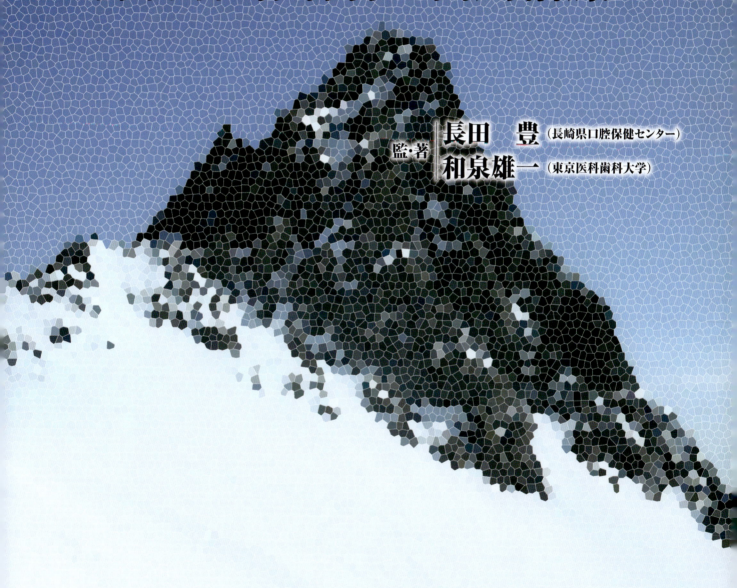

はじめに

現在、日本では国民の4人に1人が高齢者となっている（65歳以上の高齢者数3,392万人：平成27年総務省）。高齢化に伴い、障害者や有病者も増加している（障害者数788万人：平成27年度障害者白書）。

現在、40歳以上の国民の7～8割は歯周病に罹患しているといわれているが、障害者は、理解力や認知機能の低下、上肢の運動機能の障害などにより口腔清掃が困難なことが多く、歯周病に罹患している人の割合は健常者より多いと思われる。また、有病者は、様々な薬剤を服用しているので、ドライマウスになりやすく、う蝕や歯周病の罹患率も高く、薬物性の歯肉増殖が認められることもある。さらに、遺伝性疾患、糖尿病、染色体異常などによる免疫機能や抵抗力の低下など生体側の問題により歯周病が重度化することもある。これらの問題を抱えている障害者や有病者のなかには、歯科治療の際に特別な配慮の必要な方（スペシャルニーズペイシェント）が多いと思われる。

スペシャルニーズペイシェント（障害者・有病者）の歯科治療時の問題点としては、治療に対する適応性（協力度）や全身疾患などのため理想的な治療が行いにくく、様々な行動調整法や全身管理などが必要なことが挙げられる。また、治療後のう蝕や歯周病の管理においても、セルフケアが期待できないため、プロフェッショナルケアの割合が多くなり、歯周病の場合では、メインテナンスよりもSPTを行う患者が多いのが現状である。特に、歯周基本治療やSPTでは、歯科衛生士の役割がとても重要であり、チームワークが必要になる。

われわれ歯科医療従事者は、スペシャルニーズペイシェントの治療に際して、①障害や全身疾患に対する知識と理解、②障害の種類と歯科的特徴、③医学的管理、③歯科治療時の配慮（対応法）などについて事前に学ぶことが必要である。さらに、これらの患者に対してノーマライゼーションの考えに立ち差別することなく対応することが重要になる。

歯周治療関連の専門書は多く出版されているが、スペシャルニーズペイシェントを対象にした歯周治療の専門書は少ない。そこで、本書はスペシャルニーズペイシェントの歯周病の特徴と歯周治療法および術後の管理などについて、わかりやすく記載し、症例を多く取り入れ、実践的な内容にしたいと考え企画した。

本書は、これからスペシャルニーズペイシェントの歯周治療に取り組みたいと考えている先生や歯科衛生士の方々、また、日本障害者歯科学会や日本有病者歯科医療学会の会員の方々の必読書である。明日からの臨床に役立つものと確信している。

長田　豊

Periodontics for Special needs Patients
障害者・有病者の歯周治療

CONTENTS

はじめに

第1章　歯周病のリスクファクターと全身疾患との関係
1）歯周病のリスクファクターと障害や全身疾患との関係 ……… 8
2）歯周病のリスクファクター
　　糖尿病、白血病、骨粗しょう症、AIDS、後天性好中球減少症、薬物 ……… 10
Topic ①　糖尿病患者の歯周治療 ……… 20
Topic ②　薬物性歯肉増殖症 ……… 24
3）歯周病と遺伝性疾患 ……… 28
Topic ③　コフィン・ローリー症候群（Coffin-Lowry Syndrome） ……… 30
4）動脈硬化疾患・慢性関節リウマチ・誤嚥性肺炎・がん ……… 32
Topic ④　血管疾患（バージャー病）と歯周病 ……… 36

第2章　障害別歯周病の特徴と対応法
1）知的能力障害 ……… 40
2）発達障害（神経発達症） ……… 44
3）てんかん ……… 47
4）脳性麻痺 ……… 49
5）筋ジストロフィー ……… 51
6）脳血管障害 ……… 53

第3章　障害者・有病者におけるリスク検査と診断
1）口腔・全身からみた歯周病のリスク検査 ……… 56
2）歯周病の診断における障害者・有病者の位置づけ ……… 62

第4章　障害者・有病者の歯周治療
1）障害者・有病者の歯周治療と留意点 ……… 66
2）行動調整法 ……… 70
3）障害者・有病者の歯周病に対する抗菌療法 ……… 74
4）障害者・有病者でも応用可能な新しい歯周治療法 ……… 79
5）歯周治療後の定期管理 ……… 82

第5章　障害者・有病者に対する歯周治療（症例）
1）遺伝性疾患①　パピヨン・ルフェーブル症候群
　　　　　　　　　（Papillon-Lefèvre syndrome） ……… 86
2）遺伝性疾患②　エーラス・ダンロス症候群
　　　　　　　　　（Ehlers-Danlos syndrome） ……… 91
3）障害別①　知的能力障害（1）
　　　　　　　―ヌーナン症候群（Noonan syndrome）― ……… 94

- 4) 障害別② 　知的能力障害（2）
  　　ーウィリアムズ症候群（Williams syndrome）ー ……………………………… 98
- 5) 障害別③ 　自閉スペクトラム症
  　　ー侵襲性歯周炎に非外科的治療を行った症例ー ……………………………… 102
- 6) 障害別④ 　脳性麻痺
  　　ー定期管理例ー ……………………………………………………………………… 105
- 7) 障害別⑤ 　てんかん
  　　ー歯肉増殖症に重度慢性歯周炎を併発した症例ー …………………………… 107
- 8) 障害別⑥ 　関節リウマチ
  　　ー中等度慢性歯周炎患者に歯周外科治療を行った症例ー …………………… 111
- 9) 障害別⑦ 　統合失調症
  　　ー中等度慢性歯周炎患者に非外科的治療を行った症例ー …………………… 114
- 10) 全身疾患① 　バージャー病／ビュルガー病（Buerger's disease）
  　　ー糖尿病を伴う重度歯周炎患者に非外科的治療を行った症例ー …………… 116
- 11) 全身疾患② 　骨粗しょう症
  　　ー中等度慢性歯周炎患者に非外科的治療を行った症例ー …………………… 119
- 12) 全身疾患③ 　エイズ：後天性免疫不全症候群
  　　（Acquired Immune Deficiency Syndrome）
  　　ー歯周治療を含む歯科治療例ー ………………………………………………… 122
- 13) 全身疾患④ 　重症筋無力症 ……………………………………………………… 124
- 14) 経口抗菌療法を併用した治療①
  　　侵襲性歯周炎に罹患した脳性麻痺患者の症例（静脈内鎮静法下） ………… 128
- 15) 経口抗菌療法を併用した治療②
  　　重度慢性歯周炎に罹患したてんかん患者の症例（静脈内鎮静法下） ……… 131
- 16) 経口抗菌療法を併用した治療③
  　　重度慢性歯周炎に罹患したダウン症候群患者の症例 ………………………… 134
- 17) 全身管理を必要とした症例
  　　ー全身麻酔下における歯周治療例ー …………………………………………… 137
- 18) 長期管理① 　ダウン症候群（Down Syndrome）
  　　ー矯正治療による歯周病の予防を行った例ー ………………………………… 143
- 19) 長期管理② 　身体障害（肢体不自由）
  　　ー重度慢性歯周炎患者に非外科的治療を行い20年以上管理した症例ー … 147

第6章　歯科衛生士の役割

- 1) 障害者の歯周治療における歯科衛生士の役割 …………………………………… 152
- 2) 歯周治療後の定期管理の実際 ……………………………………………………… 155
- 3) 歯周定期管理① 　自閉スペクトラム症 ………………………………………… 158
- 4) 歯周定期管理② 　薬物性歯肉増殖症を有する自閉スペクトラム症患者の症例 …… 161
- 5) 歯周定期管理③ 　急性骨髄性白血病
  　　ー歯肉増殖の認められた患者に対する口腔ケアの一例ー …………………… 163
- 6) 歯周定期管理（周術期口腔機能管理）④ 　慢性骨髄性白血病 ……………………… 165

あとがき

著者一覧

第1章

歯周病のリスクファクターと全身疾患との関係

歯周病のリスクファクターと障害や全身疾患との関係

須田 智也／和泉 雄一

　平成28年現在、日本は65歳以上の高齢者の総人口に占める割合が27.3%となっており、超高齢社会といわれている。世界各国と比較しても日本は最も高い高齢化率を示しており、高齢化は今後さらに進んでいくことが予想される。高齢化に伴い平均寿命も年々延びてきており、男性80.79歳、女性87.05歳となるが、日常生活に制限のない健康寿命ということになると、平成25年時点で男性71.19歳、女性74.21歳となっている[1]。また日常生活に影響のある者の割合は75歳以上で26～27%となっており、4人に1人は何らかの問題を抱えた状態で生活している。全身疾患の有病率に関しては高血圧、狭心症などの循環器疾患の割合が多くなっている[2]。

　また、障害者に関しては総人口の6%が何らかの障害を有していることが示されている。身体障害者に関していうと高齢者の割合が高く、65歳以上が全体の約60%を占めている[3]。

　高齢者の死因はがん、心疾患、肺炎、脳血管疾患の順で高くなっている。近年、全身疾患と歯周病との関わりを示す疫学調査、研究結果が数多く報告されるようになった。これまでは糖尿病や骨粗しょう症などの全身疾患が歯周病に影響を与えているというものが多かったが、最近では歯周病が全身疾患に関与しているという報告も増えてきている。その機序としては口腔内の細菌が血管や気道を介して局所へ直接的に影響するものや、歯周組織における炎症反応が亢進することによって血中の炎症性サイトカイン量が増加し、各臓器へ影響を及ぼすものが考えられている。また歯周治療によってHbA1cが改善し、糖尿病の改善にも寄与しているという報告もある[4]。

　歯周病は歯面に付着したプラーク中の細菌によって引き起こされる。このことは1960年代にLöeらによって、歯ブラシの使用中断による歯面への細菌の集積とそれに伴う歯肉の炎症症状の発現、歯ブラシの使用再開による細菌の減少と炎症症状の改善によって初めて実証された[5]。したがって歯周治療は、歯面に付着したプラークや歯石を除去する歯ブラシによるブラッシングやスケーラーなどによるデブライドメントなどの原因除去が基本となっている。また叢生などの歯列不正やオーバーハングなどの不良修復物、口呼吸、小帯の高位付着などの歯肉歯槽粘膜の形態異常などもプラーク付着を促進し、口腔清掃を阻害するため歯周病の進行に影響する。

　このように、歯周病の原因が細菌性プラークであることに間違いないが、歯周組織に生じる炎症反応は免疫反応であるため、歯周病に対する疾患感受性や重症度などは細菌に対する生体反応によって左右される。過去の疫学調査からも、各個人によって歯周病の重症度が異なることが報告されている[6]。したがって、歯周病の進行を助長する環境因子や生体因子などのリスクファクターも見逃すことはできない。現在明らかとなっている環境因子としては喫煙、生体因子としては糖尿病などの全身疾患や家族性周期性好中球減少症、ダウン症候群やパピヨン・ルフェーブル症候群のような遺伝性疾患などが挙げられる。またカルシウム拮抗薬や抗てんかん薬、免疫抑制薬などを服用している場合は副作用で歯肉増殖を起こすことが知られている。このように歯周病は細菌に対する炎症反応だけでなく、様々な歯周病に対するリスクファクターの影響を受けて疾患が進行していくというのが特徴的であり（図1）[7]、治療を行う際に口腔衛生指導やスケーリング・ルートプレーニ

第1章 ❶ ── 歯周病のリスクファクターと障害や全身疾患との関係

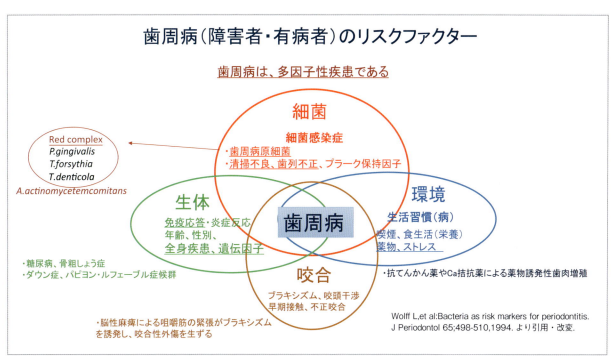

図1　歯周病のリスクファクターと有病者・障害者の関係

ングなどのプラークコントロールだけでなく歯周炎に影響を及ぼすリスクファクターに対しても対応が必要となってくる。

　障害者や有病者、要介護高齢者などのスペシャルニーズのある患者に対しても同様に、これらの背景を十分に把握していくことが必要となってくる。歯周治療の基本となるのはプラークコントロールであるが、まず患者自身によるセルフケアが可能かどうかを理解する必要がある。高齢化に伴う手指機能に制限が生じることに加えて、脳梗塞や心疾患など機能障害や下半身麻痺を伴うと長期間寝たきりの状態となり、関節の拘縮や筋の萎縮、痴呆などが起こり、思考力や運動能力も著しく低下する。また、てんかんなどの先天性疾患における運動制限や叢生などの歯列不正の存在もプラークコントロールを阻害する。さらに免疫機能の異常や低下、薬の副作用なども加わることでスペシャルニーズのある患者は非常に歯周病になりやすい状況にあるということが予想できる。

　前述のとおり、歯周病が全身疾患のリスクファクターとなりうるということが明らかになっており、ペリオドンタルメディシン（歯周医学）という分野も新たに定義されるようになった。したがって、歯科医師、歯科衛生士の果たす役割も今後さらに重要になってくることが予想され、それに対して私たち自身も歯周病と全身疾患との関係についてより理解を深めていく必要がある。

参考文献
1) 平成28年度版高齢社会白書（概要版）
2) 平成25年度国民医療費の概況
3) 平成26年版障害者白書
4) Katagiri S, Nitta H, Nagasawa T, Uchimura I, Izumiyama H, Inagaki K, Kikuchi T, Noguchi T, Kanazawa M, Matsuo A, Chiba H, Nakamura N, Kanamura N, Inoue S, Ishikawa I, Izumi Y : Multi-center intervention study on glycohemoglobin (HbA1c) and serum, high-sensitivity CRP (hs-CRP) after local anti-infectious periodontal treatment in type 2 diabetic patients with periodontal disease. Diabetes Res Clin Pract 83(3): 308-315. 2009.
5) Löe H, Theilade E, Jensen SB : Experimental Gingivitis in Man. The Journal of periodontology 36 : 177-87, 1965.
6) Löe H, Anerud A, Boysen H, Morrison E : Natural history of periodontal disease n man. Rpid, moderate and no loss of attachment in Sri Lankan laborers 14 to 46 years of age. J Clin Periodontol 13 : 431-440, 1986.
7) Wolff L, Dahén G, Aeppli D : Bacteria as risk makers for periodontits. J Peridontol 65 : 498-510, 1994.

歯周病のリスクファクター
糖尿病、白血病、骨粗しょう症、AIDS、後天性好中球減少症、薬物

片桐 さやか ／ 前川 祥吾

スペシャルニーズペイシェントでは、口腔ケアが肉体的、精神的、または社会的に困難であることが多い。不十分な口腔ケアは、口腔内のトラブルのみならず、全身の健康にも影響するかもしれない。本項では、スペシャルニーズペイシェントを治療するにあたって配慮すべき疾患について、それぞれの疾患の特徴および口腔内との関わりについて述べる。

糖尿病

（1）糖尿病と歯周病の相互作用

糖尿病と歯周病との関係は古くより注目されており、「日本糖尿病学会診療ガイドライン」でも歯周病が取り上げられている。平成25年「国民健康・栄養調査」では、日本人では60歳以上の3人に1人は糖尿病かその予備軍であるといわれている。

1型・2型を問わず、糖尿病患者は、生体防御機能の低下により、歯周病原細菌に対する易感染性となり、歯周病に罹患しやすいと考えられている。インスリンの分泌・働きが低下すると高血糖状態となってAGE（終末糖化産物）が形成され、これが血管内皮細胞や骨組織に沈着することで、細小血管障害に伴う骨への血流量減少と骨の代謝異常を引き起こす。また、AGEはマクロファージに作用して炎症反応を後進させ、また好中球にはソルビトールが蓄積することで細胞機能が低下する。これらのことにより、組織破壊や治癒不全を起こしやすい状態となり、歯周組織破壊が進行しやすいと考えられる（図1）。

逆に、歯周病が糖尿病を悪化させる可能性も示されている。炎症によって産生された炎症性メディエーターはインスリン抵抗性を上昇させ、血糖コントロールを悪化させる[1,2]。糖尿病に罹患した歯周病患者ではこれらの炎症性メディエーターの上昇が認められるため、インスリン抵抗性が上昇し、血糖コントロールが悪化すると考えられている[3]。また、マウスを用いた研究では、LPS（リポポリサッカライド）を持続的に皮下に埋め込むと、肝臓と脂肪組織に脂肪の沈着が起き、体重が増加することが報告されている[4]ため、歯周病原細菌のLPSが肥満を引き起こし、耐糖能異常を経て、糖尿病の発症に影響を及ぼす可能性もある。このように、歯周病は慢性感染症であるが、糖尿病は慢性代謝性疾患であり、両者の発症メカニズムは異なるが、相互に影響を及ぼしている。糖尿病と歯周病は相互にリスクファクターであると考えられる。

（2）相互の治療介入の影響

最近特に注目を集めているのは、2型糖尿病患者では適切な歯周治療により、血糖コントロールの指標であるHbA1cの値が改善する可能性があることである。2010年には、639の介入研究から信頼できる研究を5つ選定し、2型糖尿病患者に対する歯周治療の効果についてのメタアナリシスが検討された[5]。この研究では、2型糖尿病患者に歯周治療を行った際に、0.4%の有意なHbA1cの減少が認められたと結論付けている。

また、逆に血糖コントロールが改善するとBOPによって表される歯肉の炎症が軽減することも報告されている[6]。

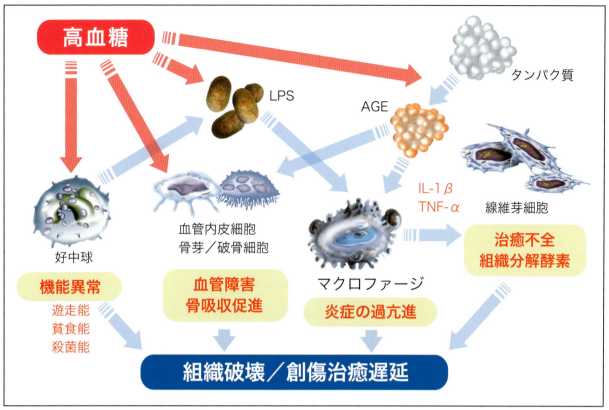

図1　糖尿病による生体防御機能の低下

2　白血病

（1）白血病とは

　白血病とは、悪性の血液疾患であり、正常な造血機能が障害され、未成熟な白血球が血中に増加する疾患である。骨髄での正常な造血細胞系が白血病細胞に遷移することにより、最終的には骨髄機能不全となり、正常な白血球や血小板を産生できない結果、感染や出血によって死に至る。

　白血病は、①急性リンパ性白血病、②急性骨髄性白血病、③慢性リンパ性白血病、④慢性骨髄性白血病、のように分類される[7]。T細胞やB細胞をつくるリンパ球に異常が起こるリンパ性白血病と、単球・好中球・好酸球・好塩基球・血小板・赤血球に異常が起こる骨髄性白血病に分けられる。また、急性ではだるさや風邪のような症状を初候とし、骨髄に未成熟かつ機能不全の白血球が蓄積し、急速に進行するが[8]、慢性では初期は症状がないことも多い[9]。

　白血病に対する治療は、白血病の分類や年齢、その他のリスクファクターによるが、一般的には抗がん剤を用いた化学療法と、必要に応じて付加的に放射線療法が行われる。比較的若年での白血病かつ適切なドナーがいる場合には、造血幹細胞移植が行われることもある[10]。

（2）白血病での口腔内

　特に急性白血病では、歯間部における歯肉腫脹と白血球性浸潤が高頻度で観察され、白血病の診断につながることも多い[8,11]。白血球性浸潤は、歯根根尖部の炎症にも影響しており、エックス線上や臨床症状として現れることもある[9]。慢性白血病では、上記のような症状がみられることはさほど多くはないが、粘膜が青白く観察されたり、リンパ節の腫脹、軟組織の感染が認められる[8]。

　血小板数が 50,000 cells/mm^3 未満になると、ブラッシング時の出血や口蓋での点状出血を訴えることが多く[12]、20,000 cells/mm^3 になると歯肉からの自然出血が認められることが多い[9]。また、一般的な日和見感染として、カンジダやヘルペスが検出され、正常な口腔内フローラの障害による潰瘍形成も認められる[9]。

（3）歯科治療において留意すること

　白血病患者では、血液の状態によって、歯科治療に対するリスクは異なってくる。また、化学療法前・治療中・治療後によっても、治療に対する配慮は異なる。アメリカ小児歯科学会、アメリカ国立がんセンターは、化学療法前に侵襲性のある歯科治療を行う際に配慮すべきことを、血小板数および好中球数別に**表1**のようにまとめている。血小板数が60,000 cell/mm^{3}以上かつ好中球数が2,000 cell/mm^{3}以上では、特別な配慮は必要ないとしているが、血小板数の減少では血小板移植、好中球数の減少では抗菌薬の服用を推奨している[13]。また、化学療法中の歯科治療に関して、避けるべき歯科治療を血小板数、好中球数毎に提案している報告を**表2**にまとめた。また、Zimmermannらは、歯科治療を侵襲別に6つに分け、様々な治療に対してそれぞれ化学療法前・治療中・治療後でのリスクを過去の報告から評価している（**表3**）[10]。

表1（文献10より引用・改変）

化学療法前の患者における侵襲性のある歯科治療を行う際に考慮すべき最小血算値		
引用文献	血小板数	好中球数
アメリカ小児歯科学会 2013年	75,000個/mm^{3}以上： 対症療法は特に必要ない。 40,000～75,000個/mm^3： 血小板輸血を術前術後（24時間）に行うことを検討する。 40,000個/mm^{3}未満： 歯科治療の延期が必要 緊急性のある歯科治療の場合、治療の前に患者の内科医と連絡を取り、血小板輸血や出血のコントロール、入院の必要性などの対症療法について議論が必要である。	1,000個/mm^{3}以上： 抗生物質の予防的投与は必要ない。 （アメリカ心臓学会によると1,000～2,000個/mm^{3}の場合は予防的投与を推奨されることもある。感染が疑われる場合、医療チームと連携して積極的な抗生物質の投与を検討する） 1,000個/mm^{3}未満： 歯科治療の延期が必要 緊急性のある歯科治療の場合、治療前に抗生物質カバーおよび心内膜炎の予防について医療チームと検討する。入院が必要となることがある。
アメリカ国立がんセンター 2011年	60,000個以上/mm^3： 対症療法は特に必要ない。 30,000～60,000個/mm^3： 非侵襲的治療において輸血を準備しておく。 30,000個/mm^{3}未満： 歯科治療の1時間前に血小板輸血を行う。輸血後すぐに血小板数を数え、治療前までに血小板数を30,000～40,000個/mm^{3}以上に保つよう輸血する。	2,000個/mm^{3}以上： 特に抗生物質の予防的投与は必要ない。 1,000～2,000個mm^3： 抗生物質の予防的投与を行う。 1,000個mm^{3}未満： アミカシン150mg/m^{2}の吸入とチカルシリンを75mg/kgの静脈内注射を外科の1時間前に抗生物質の投与と併用する。また術後6時間後に同様の処置を行う。

表2（文献10より引用・改変）

化学療法中の患者における侵襲性のある歯科治療を行う際に考慮すべき最小血算値		
引用文献	血小板数	好中球数
Sonisら、1995年	100,000個/mm^{3}未満： 必須でない歯科治療は延期すべきである。	3,500個/mm^{3}未満（白血球）： 必須でない歯科治療は延期すべきである。
Haytacら、2004年	40,000/mm^{3}未満： プロービングや抜歯は禁忌である。	1,500個/mm^{3}未満： プロービングや抜歯は禁忌である。
Brennanら、2008年	50,000/mm^{3}未満： 侵襲的な治療は禁忌である。	1,000個/mm^{3}未満： 侵襲的な治療は禁忌である。
Koulocherisら、2009年	60,000/mm^{3}以上： 外科治療も可能である。	1,000個/mm^{3}以上： 外科治療も可能である。

表3（文献10より引用・改変）

化学療法のステージ毎における可能な歯科治療								
治療内容		治療前	治療中	治療後	治療内容	治療前	治療中	治療後
Type I					**Type IV**			
診査	臨床診査	NR	NR	NR	単純抜歯	R, HI, AP	R, HI, AP	R
	エックス線診査	NR	NR	NR	キュレッタージ（歯肉整形）	EIHR	EIHR	R
口腔衛生指導		NR	NR	NR	**Type V**			
印象採得		E	E	NR	多数歯にわたる抜歯	R, HI, AP	R, HI, AP	R
Type II					フラップ手術／歯肉切除術	EIHR	EIHR	R
単純窩洞の修復処置		NR	NR	NR	埋伏歯の抜歯	EIHR	EIHR	R
歯肉縁上スケーリング		NR	NR	NR	歯根端切除術	EIHR	EIHR	R
矯正治療		E	E	R	1本のインプラント埋入	EIHR	EIHR	R
Type III					**Type VI**			
複雑な修復処置		R	R	NR	片顎もしくは全顎にわたる抜歯	R, HI, AP	R, HI, AP	R
スケーリング＆ルートプレーニング（歯肉縁下）		R HI, AP	R HI, AP	NR	多数の埋伏歯の抜歯	R, HI, AP	R, HI, AP	R
歯内治療	症状のある歯	R HI, AP	R HI, AP	NR	フラップ手術	R, HI, AP	R, HI, AP	R
	症状のない歯	E, R HI, AP	E, R HI, AP	NR	顎顔面手術	R, HI, AP	R, HI, AP	R
					多数にわたるインプラント埋入	R, HI, AP	R, HI, AP	R

NR：制限なし、R：制限あり、E：必須であれば可能、EIHR：ハイリスクだが必須であれば侵襲的な治療が可能、HI：血液検査の評価が必要、AP：抗生物質の予防的投与が必要

3 骨粗しょう症

（1）骨粗しょう症とは

骨粗しょう症とは、「骨強度の低下を特徴とし、骨折のリスクが増大しやすくなる骨格疾患」と2000年のNIH（アメリカ国立衛生研究所）のコンセンサス会議で提案された。骨強度は、7割が骨密度、3割が骨質に規定されているとされた[14]。これをもとに、日本骨代謝学会は、表4のように、原発性骨粗しょう症の診断基準を作成している[15]。50歳以上においては、女性では1/3、男性では1/5が骨粗しょう症骨折を経験しているという報告もある[16,17]。骨粗しょう症のリスクファクターとしては、女性、アジア系、年齢、喫煙、アルコール、閉経、エストロゲン欠乏、運度不足などが考えられている。

（2）骨粗しょう症と歯周病

骨粗しょう症と歯周組織に関する報告は多数ある。脊椎骨や大腿骨の骨密度と、上下顎の歯槽骨との関連が報告されており、骨密度の減少がアタッチメントロスと相関すると、考えられている[18,19]。閉経後女性で骨粗しょう症罹患者では、血漿中のビタミンDの低下およびRANKL（破骨細胞分化因子）の上昇が認められ、骨粗しょう症ではない閉経後女性に比べてより歯周炎の罹患頻度が高いことが報告されている[20]。また逆に、ホルモン補充療法を受けた閉経後骨粗しょう症患者では、歯周組織の炎症の改善、アタッチメントロスの減少、歯槽骨高さの改善などが報告されている[21]。しかしながら、骨粗しょう症が歯周病や歯槽骨の吸収に直接的に影響するか否かは相反する報告があり、骨粗しょう症は歯周炎の要因というよりは、リスクファクターのひとつと捉えられている[22]。また、本邦においては、Inagakiらは歯周病と歯の喪失が閉経後女性の骨粗しょう症において、有用な指標となることを報告し[23]、顎顔面部におけるパノラマエックス線撮影でオトガイ孔下部の下顎骨皮質骨を観察することによって、閉経後骨粗しょう症のスクリーニングが可能であることも示唆している[24]。

（3）ビスフォスフォネート

ビスフォスフォネートに代表される骨粗しょう症治療薬は、歯の喪失、下顎骨骨密度の減少、歯槽骨の吸収に対して抑制的な効果を示すことが報告されている[22]。しかしながら、ビスフォスフォネートの長期投与患者に対する抜歯、歯周外科、インプラントなどの治療における難治性顎骨壊死の危険性が指摘されており、歯科治療にあたっては留意が必要である。図2には、Otomo-Corgelらが提唱している、ビスフォスフォネート使用患者に対するdecision treeを示した[22]。すべてのビスフォスフォネート使用患者には、歯科治療に対するリスクについて説明がなされるべきである。

表4 原発性骨粗しょう症の診断基準（文献15より引用・改変）

Ⅰ．脆弱性骨折あり
1. 椎体骨折または大腿骨近位部骨折あり
2. その他の脆弱性骨折があり、骨密度がYAMの80％未満
Ⅱ．脆弱性骨折なし
骨密度がYAMの70％以下または－2.5SD以下

YAM：若年成人平均値
（腰椎では20〜44歳、大腿骨近位部では20〜29歳）

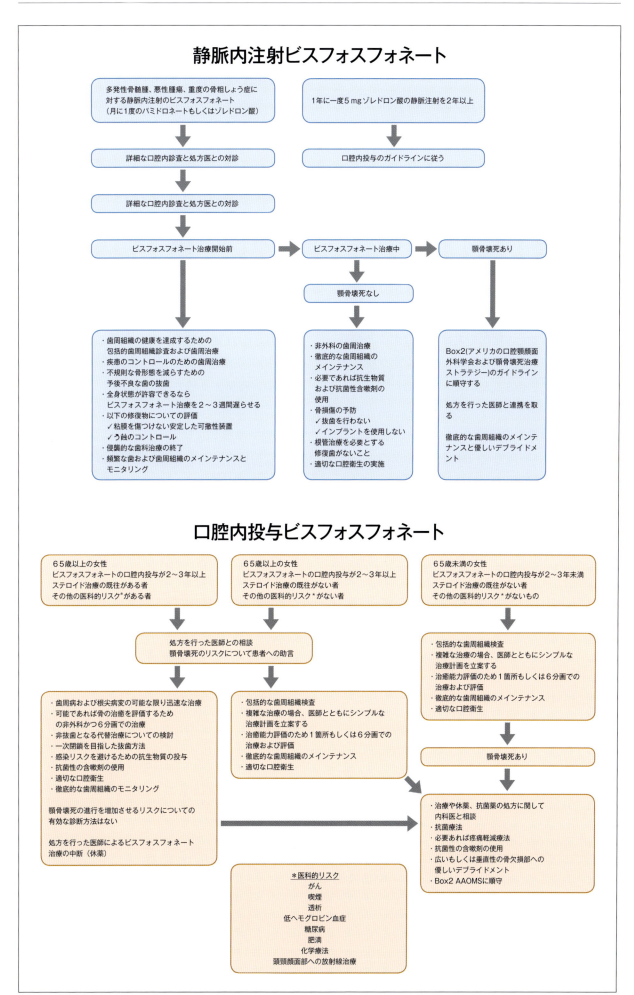

図2 ビスフォスフォネート使用患者に対する decision tree（文献22より引用・改変）

4 AIDS（後天性免疫不全症候群）

（1）AIDSとは

AIDSとは、Acquired immunodeficiency syndrome（後天性免疫不全症候群）であり、HIVウイルス（Human Immunodeficiency Virus）がTリンパ球やマクロファージに感染することによるものである。感染初期の一時的なインフルエンザ様症状の後、無症候期を経て、血液中のリンパ球が減少すると、日和見感染などがみられAIDS発症とされる[25]。かつては治療法がなく不治の病とされたAIDSだが、予防や正しい知識に関する啓蒙活動や抗レトロウイルス薬の開発により、発症までの期間を大幅に延ばすことが可能となり、HIV/AIDSに関連した死亡率や疾病率を大幅に減少させることが可能となった[26]。

（2）AIDS患者での口腔内

AIDSでは、特徴的な口腔病変を示すことが多く、これらの病変がHIV感染に気付くきっかけとなることもある。また、HIV感染者にとっては、口腔病変の頻度や罹患程度が、抗レトロウイルス薬が効果的に作用しているかどうかをみるパラメーターとなることもある[27]。最も代表的なものとして、口腔内カンジダが挙げられ、5〜12%のHIV感染者に観察されると報告されている[28]が、12年間追跡調査をしたコホート研究では、口腔内カンジダは、効果的に抗レトロウイルス薬治療が行われると50%減少することが示されている[29]。また、アメリカやヨーロッパでは抗レトロウイルス薬を使用していないHIV感染者において口腔内カンジダは7〜30%に観察され、男性のほうがより高頻度である[28]。他にもカポジ肉腫、唾液腺疾患、口腔疣贅などが挙げられている[30]。

HIV感染では壊死性潰瘍性歯肉炎が観察されることもあるが、一般的な歯周炎との関わりに関しては、CD4陽性細胞の数と相関して、アタッチメントロスが進行するという報告[31]、また、HIVの感染の有無によって臨床パラメーターは影響しない[32]、と相反した報告がある。しかしながら、歯周病原細菌を含むHIV以外の細菌感染が、効果的な治療よって慢性的な状態に落ち着いていたHIVの活性化を促しAIDSへの進展に影響するとも考えられており、口腔内を良好に保つことはHIV治療においても必須であると考えられる[25]（図3）。

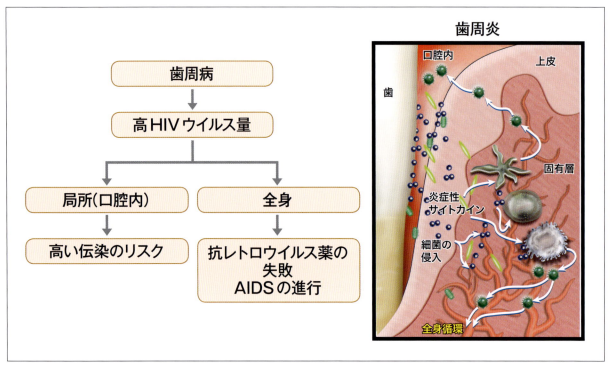

図3　歯周病とAIDSとの関わり（文献25より引用・改変）

5 後天性好中球減少症

(1) 好中球の働きと好中球減少症とは

後天性好中球減少症は、自己免疫疾患として発症したり、HIVの罹患、がん患者における化学療法や放射線療法の結果として引き起こされる[33]。好中球は骨髄にて産生され、血流に乗って全身へと運ばれる。歯周組織においても、感染や炎症への反応として、循環している好中球は歯周組織局所へ移住する[34]。好中球の恒常性や機能を、様々な疾患との関わりとともに図4に記載した。先天性・後天性に関わらず、好中球の機能低下、数の低下は歯周組織にも重大な破壊を引き起こす。また、減少した好中球数を回復するために、G-CFSの投与が治療として行われるが、好中球数の回復とともに歯周組織での炎症も劇的に改善を示す[35]。

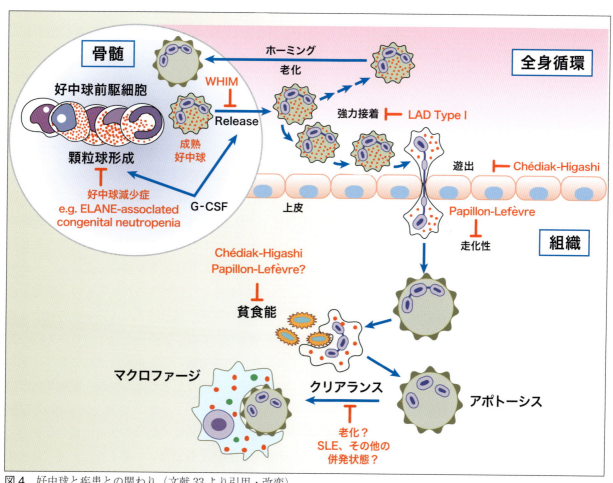

図4 好中球と疾患との関わり（文献33より引用・改変）

6 薬物

(1) 薬物性歯肉増殖症

歯肉増殖は、特定の薬物によって誘発される。主に留意すべき薬物は、抗てんかん薬（フェニトイン）、降圧剤（カルシウム拮抗薬）、免疫抑制剤（シクロスポリン）がある。現在、以下の薬物が副作用として歯肉肥大を起こすと報告されている。

・抗てんかん薬（フェニトイン）

フェニトイン（ヒダントール、ダイランチンなど）は、脳の異常興奮を抑制する事で抗痙攣作用を示すヒダントイン系の抗てんかん薬である。服用者の約50％に歯肉増殖がみられるとされている[36]。また血漿中のフェニトイン濃度の高い患者では、より歯肉増殖が起こっていた。また、フェニトインを服用した場合、結合組織増殖因子のmRNAの発現が増強され、線維芽細胞の増加、結

合組線中の線維の増加が報告されている[37]。

・降圧剤（カルシウム拮抗薬）

ニフェジピン（アダラート）、アムロジピン（ノルバスク）などのジヒドロピリジン系、ベラパミル（ワソラン）などのフェニルアルキルアミン系、ジルチアゼム（ヘルベッサー）などのベンゾジアゼピン系が代表的なカルシウム拮抗薬である。高血圧の患者が服用する降圧剤で、血管平滑筋細胞内へのカルシウムイオンの取り込みを阻害し、血管収縮を抑制、血圧を下げる。また血行の改善が期待できるため抗狭心症薬としても用いられる。カルシウム拮抗薬を服用している患者の20%に歯肉増殖が起こると言われている。またラットを用いた動物実験では、オスはメスより罹患率が高いと報告されている[38]。

・免疫抑制剤（シクロスポリン）

臓器移植を行う患者に対し使用される免疫抑制剤で約30%の患者に歯肉増殖が起こるとされている。血管内皮細胞から分泌される21個のアミノ酸から構成されるペプチドのエンドセリンは、血管収縮作用を持つとされ、ET-1、ET-2、ET-3の3つの異性体が存在する。さらにエンドセリンは、線維芽細胞における増殖作用を持つ[39]。シクロスポリンA（ネオーラル）服用患者では、歯肉においてET-1のmRNA発現が上昇し、シクロスポリンAによって線維芽細胞からET-1の分泌が促進される[40]。それによって、歯肉の線維芽細胞の増殖を亢進させ、歯肉増殖が発症すると考えられている。

薬物性歯肉増殖症の臨床所見として、歯間乳頭部や辺縁歯肉における歯肉の増殖を特徴とし、軽度であれば付着の喪失（アタッチメントロス）を起こさないが、プラークによる炎症を伴う場合、歯肉に発赤と腫脹がみられ、重症化した場合、歯間が離開する。組織学的には、上皮下において線維性の増殖が認められ、結合組織が厚くなる。炎症性細胞浸潤が内縁上皮や結合組織の血管周囲に観察される。

ラットを用いた動物実験では、
①歯肉増殖は舌側より唇側に目立って発症し、下顎の方が重症であることが多い。
②血中における薬物濃度に依存しており、特にシクロスポリンAが最も歯肉増殖を重症化させる。
③薬物の服用から約40日で歯肉増殖が発症する。
④薬物の服用をやめると、歯肉増殖は自然に回復する。
⑤プラークの沈着は歯肉増殖発症に必須ではないが、歯肉増殖の症状の重症度に影響する。
⑥若年者により発症しやすい。
とまとめられている[38]。

さらに、シクロスポリンAとニフェジピンの両方を服用している場合、歯肉増殖が重症化することがラットにおいて確認されており[41]、スペシャルニーズペイシェントで、これらの薬物を服用している患者では特に注意が必要であると考えられる。

（2）薬物性歯肉増殖症の治療法

薬物性歯肉増殖症の治療は、厳密な口腔衛生管理、デブライドメント、また必要に応じて外科的な切除を併用して行われる。患者の内科担当医と相談し、可能であれば処方や容量を変えることが望ましい。薬物を作用機序の異なるものに変更することで歯肉増殖が部分的または完全に回復する可能性がある。また、プラークコントロールの改善により、歯肉増殖の改善が報告されており、薬物の変更が不可能な患者であっても、徹底された口腔衛生管理によって患者のQOL（Quality of Life）に寄与できる。重度の薬物性歯肉増殖症に罹患した患者において歯周基本治療を行った後、歯肉切除術を伴うフラップ手術を行った場合の歯肉肥大の再発率は34%であった[42]。この報告で再発を起こした患者は、術後のメインテナンスに通っておらず、術後のメインテナンスが重要であることが示唆されている。

おわりに

このように、スペシャルニーズペイシェントには、特徴的な口腔内の兆候が認められる。私たち歯科医療従事者は、患者の口腔内から、背景にある疾患の状態を推測することも可能であり、患者自身が疾患に気付いていない場合には、適切な受

診を勧める必要がある。また、治療にあたっては担当の医師との連携が必須であり、口腔内の状況を改善することによって、患者のQOLを上昇させることが可能である。

参考文献

1) RC, P: Pathobiology of periodontal diseases. Ann Periodontol 3: 108-120.
2) Uysal KT, et al.: Protection from obesity-induced insulinresistance in mice lacking TNF-alpha function. Nature 389(6651): 610-614, 1997.
3) Fasshauer, M. and R. Paschke, Regulation of adipocytokines and insulin resistance. Diabetologia 46(12): 1594-603, 2003.
4) Cani, P.D., et al., Metabolic endotoxemia initiates obesity andinsulin resistance. Diabetes 56(7): 1761-1772, 2007.
5) Teeuw WJ, VE Gerdes, BG Loos: Effect of periodontal treatment on glycemic control of diabetic patients: a systematicreview and meta-analysis. Diabetes Care 33(2): 421-427, 2010.
6) Sayaka Katagiri, H. N., Toshiyuki Nagasawa, Yuichi Izumi, MasaoKanazawa, Akira Matsuo, Hiroshige Chiba, Michiaki Fukui, Naoto Nakamura, Fumishige Oseko, Narisato Kanamura, Koji Inagaki, Toshihide Noguchi, Keiko Naruse, Tatsuaki Matsubara, Shigeru Miyazaki, Takashi Miyauchi, Yuichi Ando, Nobuhiro Hanada, Shuji Inoue: Effect of glycemic control on periodontitis in type2 diabetic patients with periodontal disease. Journal of Diabetes Investigation, 2013.
7) Howard MR, PJ Hamilton: Haematology, 2008.
8) Little JW, et al.: Dental Management of the Medically Compromised Patient, 2007.
9) Neville BW, et al.: Oral and Maxillofacial Pathology, 2009.
10) Zimmermann C, et al.: Dental treatment in patients with leukemia. J Oncol 2015: 571739, 2015.
11) Sonis ST, RC Fazio, L. Fang: Principles and Practice of Oral Medicine, 1995.
12) Epstein JB, et al.: Efficacy of chlorhexidine and nystatin rinses in prevention of oral complications in leukemia and bone marrow transplantation. Oral Surg Oral Med Oral Pathol 73(6): 682-689, 1992.
13) Institute UNC: Oral Complications of Chemotherapy and Head/Neck Radiation, 2011.
14) NIH Consensus Development Panel on Osteoporosis Prevention, Diagnosis, and Therapy: Osteoporosis prevention, diagnosis, and therapy.JAMA 285(6): 785-795, 2001.
15) 原発性骨粗しょう症の診断基準改定検討委員会：原発性骨粗しょう症の診断基準（2012年度改訂版）．Osteoporosis Japan 21(1): 9-21, 2013.
16) Kanis JA: Diagnosis of osteoporosis and assessment of fracture risk. Lancet 359(9321): 1929-1936, 2002.
17) Melton LJ, 3rd, et al.: Bone density and fracture risk in men. J Bone Miner Res 13(12): 1915-23, 1998.
18) Al Habashneh R, et al.: Association between periodontal disease and osteoporosis in postmenopausal women in jordan. J Periodontol 81(11): 1613-1621, 2010.
19) Martinez-Maestre, M.A., et al., Periodontitis and osteoporosis: a systematic review. Climacteric, 2010. 13(6): 523-9.
20) Jabbar S, et al.: Plasma vitamin D and cytokines in periodontal disease and postmenopausal osteoporosis. J Periodontal Res 46(1): 97-104, 2011.
21) Civitelli R, et al.: Alveolar and postcranial bone densityin postmenopausal women receiving hormone/estrogen replacement therapy: a randomized, double-blind, placebocontrolled trial. Arch Intern Med 162(12): 1409-1415, 2002.
22) Otomo-Corgel J: Osteoporosis and osteopenia: implications for periodontal and implant therapy. Periodontol 2000 59(1): 111-39, 2012.
23) Inagaki K, et al.: Low metacarpal bone density, tooth loss, and periodontal disease in Japanese women. J Dent Res 80(9): 1818-1822.
24) Taguchi A, et al.: Validation of dental panoramic radiography measures for identifying postmenopausal women with spinal osteoporosis. AJR Am J Roentgenol 183(6): 1755-1760, 2004.
25) Gonzalez OA, JL Ebersole, CB Huang: Oral infectious diseases: a potential risk factor for HIV virus recrudescence? OralDis 15(5): 313-327, 2009.
26) Fauci AS: AIDS:let science inform policy. Science 333(6038): 13, 2011.
27) Greenspan JS, D Greenspan: The epidemiology of the oral lesions of HIV infection in the developed world. Oral Dis 8Suppl 2: 34-39, 2002.
28) Patton, L.L., D.A. Shugars, and A.J. Bonito, A systematic review of complication risks for HIV-positive patients undergoing invasive dental procedures. J Am Dent Assoc 133(2): 195-203, 2002.
29) Ramirez-Amador V, et al.: The Changing Clinical Spectrum of Human Immunodeficiency Virus (HIV)-Related Oral Lesions in 1,000 Consecutive Patients: A 12-Year Study in a Referral Center in Mexico. Medicine (Baltimore) 82(1): 39-50, 2003.
30) Ryder MI, et al.: Periodontal disease in HIV/AIDS. Periodontol 2000 60(1): 78-97, 2012.
31) Barr C, MR Lopez, A Rua-Dobles: Periodontal changes by HIV serostatus in a cohort of homosexual and bisexual men. J Clin Periodontol 19(10): 794-801, 1992.
32) Brito A, et al.: Periodontal conditions and distribution of Prevotella intermedia, Porphyromonas gingivalis and Aggregatibacter actinomycetemcomitans in HIV-infected patients undergoing anti-retroviral therapy and in an HIVseronegativegroup of the Venezuelan population. Acta Odontol Latinoam 21(1): 89-96, 2008.
33) Hajishengallis, E. and G. Hajishengallis, Neutrophil homeostasis and periodontal health in children and adults. J Dent Res 93(3): 231-237, 2014.
34) Hajishengallis G, T. Chavakis: Endogenous modulators of inflammatory cell recruitment. Trends Immunol 34(1):1-6, 2013.
35) Nussbaum G, L. Shapira: How has neutrophil research improved our understanding of periodontal pathogenesis? J Clin Periodontol 38 Suppl 11: 49-59, 2011.
36) Güncü GN, et al.: Plasma and gingival crevicular fluid phenytoin concentrations as risk factors for gingival overgrowth. J Periodontol 77(12): 2005-10, 2006.
37) Uzel MI, et al.: Connective tissue growth factor in drug-induced gingival overgrowth. J Periodontol 72(7): 921-31, 2001.
38) Nishikawa S, et al.: Pathogenesis of drug-induced gingival overgrowth. A review of studies in the rat model. J Periodontol 67(5): 463-471, 1996.
39) Levin, E.R., Endothelins. N Engl J Med 333(6): 356-63, 1995.
40) Tamilselvan S, et al.: Endothelin-1 and its receptors ET(A) and ET(B) in drug-induced gingival overgrowth. J Periodontol 78(2): 290-295, 2007.
41) Morisaki I, et al.: Effects of combined oral treatments with cyclosporine A and nifedipine or diltiazem on drug-induced gingival overgrowth in rats. J Periodontol 71(3):438-443, 2000.
42) Ilgenli T, G Atilla, H Baylas: Effectiveness of periodontal therapy in patients with drug-induced gingival overgrowth. Long-term results. J Periodontol 70(9): 967-972, 1999.

Topic 1

糖尿病患者の歯周治療

吉村 篤利 ／ 尾崎 幸生

糖尿病は、網膜症、腎症、神経障害、虚血性心疾患、脳卒中などの全身疾患の発症や進行に影響していることが知られているが、口腔領域においては、歯周病との関連が知られている[1]。糖尿病は歯周病の発症率を高めるばかりではなく、糖尿病関連歯周炎では歯肉膿瘍の多発、深い歯周ポケットの存在、著しい歯槽骨吸収などがみられることから、歯周病を重篤化させやすいことが明らかとなっている[1,2]（図1、2）。また、糖尿病患者の歯周病を放置すると、合併症である心血管病変あるいは腎症の発症や進行に影響を与える可能性がある。逆に、糖尿病患者に歯周治療を行うと平均で0.36％のHbA1c値の改善がみられることが報告されている[3]。このように、糖尿病と歯周病は相互に深い影響を及ぼしあっている。糖尿病患者の歯周治療を適切に行い、これら2つの生活習慣病を改善することは、罹患の可能性がある人を含めると日本に2,000万人とも言われる糖尿病患者のQOLを高めるのみならず、医療経済的にも高い貢献を果たすこととなる。

糖尿病患者の歯周治療

歯周治療に限らず、歯科治療のほとんどは血糖のコントロール状態が良好なときに行うべきである。血糖のコントロールによって、治癒の促進につながるほか、安全に歯科治療ができる

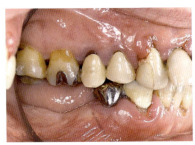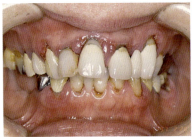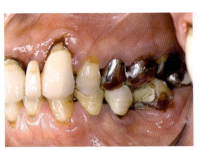

図1　初診時　40歳女性　主訴：歯肉からの排膿　HbA1c=7.9％　上顎前歯部に歯肉の発赤と腫脹が認められる。

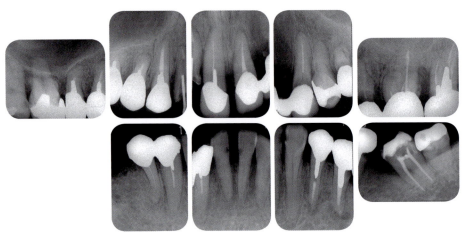

図2　初診時エックス線画像　重度の骨吸収が随所に認められる。

からである。言い換えれば、血糖コントロールが良好な患者では、非糖尿病患者とほぼ同様に治療を行うことができる。血糖コントロール不良または血糖値が安定しない場合には、治療上の考慮が必要である[4]（コラム P.23 ＜低血糖について＞も参照）。また、血糖コントロールによる歯周ポケットやアタッチメントレベルの改善はあまり期待できないものの、歯肉の炎症は改善されるといわれている（図3、4）。内科医との連携のもと、HbA1c 値を 7.0% 未満を目安に安定させてから歯科治療を行いたい[1,5]。

糖尿病患者に対する歯周基本治療は極めて重要で、注意深い徹底したデブライドメントを行うことが推奨される。糖尿病患者の歯垢付着は健常者よりも著しいことが知られている[4]。TBI は、健康な人よりも一層の口腔健康管理が必要であることを認識させた上で行わなければならない。歯ブラシの選択に関しても、糖尿病患者の歯肉は健常者よりも脆弱化していることが多いので、毛先がラウンドまたはテーパード・カットされたナイロン製のやわらかめの刷毛のものがよい。ブラッシングや SRP に際しては、菌血症に対する特別な対処は必要ないとされている。また、口腔内を清潔に保つために清掃性のよい食物（生野菜や繊維性食物）を十分に摂取することが大切であり、これは肥満防止にも役立つ。

糖尿病関連歯周炎の基本治療においては、抗菌療法の併用が有効であるという報告が存在する。糖尿病患者では血糖値の上昇とともに易感染性になるためと考えられる。日本でも、2型糖尿病患者に対して SRP 時にミノサイクリンを局所応用したところ、HbA1c 値が未治療の群に比べて有意に減少したという Hiroshima Study がある[6]。筆者らも、糖尿病患者にアジスロマイシンを経口投与したところ、良好な結果を得た（図5、6）。ただし、抗菌療法には耐性菌の出現や副作用の問題があるため、安易な濫用は避け、重度歯周炎に限ることが望ましい。

血糖コントロールが不安定な糖尿病患者に対

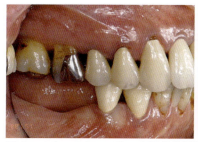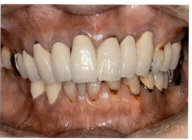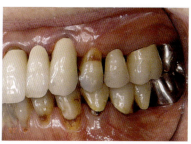

図3　メインテナンス時　上顎前歯部辺縁歯肉の腫脹発赤もなくなり、ポケットからの排膿も改善された。外科治療は行っていない。HbA1c=7.0%。

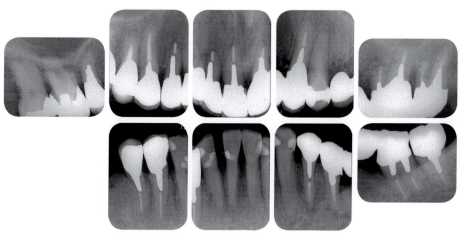

図4　メインテナンス時エックス線画像

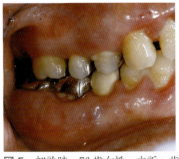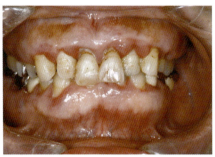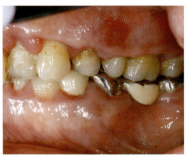

図5 初診時 76歳女性 主訴：歯肉からの排膿 HbA1c=7.5% 全顎にわたり歯肉の発赤腫脹と深い歯周ポケットが認められる。平均PD=7.9mm、6mm以上のポケットが占める割合65%。

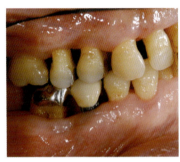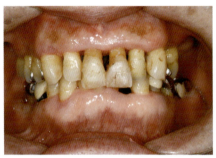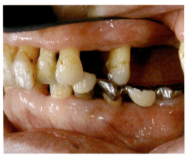

図6 基本治療終了時 抜歯、SRPに加えてアジスロマイシンを投与した。プラークの付着はみられるものの、歯肉が収縮し、排膿もみられなくなった。HbA1c=7.4%、平均PD=3.3mm、6mm以上のポケットが占める割合2.3%。

しては、できるかぎり観血的治療は避けたいところである。しかしながら、重度歯周炎に罹患して抜歯はやむを得ない場合もある。抜歯することが、歯を保存するメリットを上回る場合には、抗菌薬の予防投与のもとに抜歯を行うことが推奨されている。糖尿病患者は循環器系疾患を合併症として有することが多いため、ワーファリンなど抗凝固薬を服用していることも多い。このような場合、抗凝固薬の休薬については、観血治療による侵襲の程度を考慮しながら内科医とよく相談することが望ましい。また、歯周組織再生療法やインプラント治療についても慎重に判断すべきである。

糖尿病患者では歯周炎が再発しやすいため、サポーティブペリオドンタルセラピー（SPT）を行うことが推奨される。また、SPTの間隔は通常よりも短くすることが推奨されている。なお、SPT期間の歯周組織の健康を維持するためにはHbA1c値を7.0%未満にコントロールすることが望ましい[7]。

> **Column**
>
> <低血糖について>
>
> 通常、糖尿病患者の血糖値は高いが、インスリン治療や経口血糖降下薬投与を受けている人が、食事を抜いたり激しい運動をしたりすると、薬が効きすぎて血糖値が下がり低血糖状態となることがある。また、糖尿病で普段高血糖状態にあると、比較的高い血糖値でも症状が出現することがある。血糖値が 50〜60mg/dℓ 以下になると、あくび、だるさ、頭痛、吐き気などの症状が現れ、そのまま放置しておくと、顔面蒼白、冷や汗、手指のふるえ、めまいなどが起こり、ひどい場合は意識不明になる[4]。
>
> 低血糖発作の予防には、歯科治療前にその日の食事時間、食事量、インスリンや経口血糖降下剤の投与量のチェックをすること、昼食前や夕食前のアポイントは避けること、食事摂取困難をきたす広範囲外科治療は避けることが大切である。

参考文献

1) 日本歯周病学会編：糖尿病患者に対する歯周治療ガイドライン改訂第2版 2014, 2015.
2) 木戸淳一，板東美香，坂本英次郎，梶浦由加里，永田俊彦：糖尿病関連歯周炎の病態に及ぼす最終糖化産物の影響．日歯周誌 56(1)：17-24, 2014
3) Engebretson S, Kocher T：Evidence that periodontal treatment improves diabetes outcomes: a systematic review and meta-analysis. J Periodontol 84(4Suppl)：S153-163, 2013.
4) 柴崎貞二：歯科疾患における糖尿病の影響と治療時の留意点．the Quintessence 19 (3)：609-618, 2000.
5) 日本糖尿病学会編：科学的根拠に基づく糖尿病診療ガイドライン 2013. 南江堂，東京, 2013
6) Munenaga Y；Hiroshima Study Group, Yamashina T, Tanaka J, Nishimura F：Improvement of glycated hemoglobin inJapanese subjects with type 2 diabetes by resolution of periodontal inflammation using adjunct topical antibiotics:results from the Hiroshima Study. Diabetes Res Clin Pract, 100(1)：53-60, 2013.
7) Demmer RT, Holtfreter B, Desvarieux M, Jacobs DR Jr, Kerner W, Nauck M, Völzke H, Kocher T：The influence of type 1 and type 2 diabetes on periodontal disease progression:prospective results from the Study of Health in Pomerania(SHIP). Diabetes Care 35(10)：2036-2042, 2012.

Topic ❷

薬物性歯肉増殖症

尾崎 幸生

　薬物性歯肉増殖症は、ある特定の薬物を服用すると一部の患者が歯肉の肥厚を起こす病変である（図1）。歯間乳頭部歯肉が増殖し表面に顆粒状の結節が形成される。審美不良、プラークの蓄積促進、歯の移動、咀嚼不良、発音障害を引き起こすなどのおそれがあるため、治療が必要になる。しかしながら、歯周病に占める同疾患の頻度は高くないなどの理由もあり、その発症・進展メカニズムは十分には明らかにされていない。したがって、その治療法もまだ検討の余地がある。

　本疾患は、1939年にKimballより発表された抗けいれん薬（主としてフェニトイン）によるもの[1]、1984にRamonらによって発表されたカルシウム拮抗薬（主としてニフェジピン）によるもの[2]、1983年にRateitschak-Plüssによって発表された免疫抑制剤サイクロスポリンによるもの[3]の3種類に大きく分類される。これら3つは類似点は多いが、様々な違いもある。この点を軸に歯肉増殖症の特徴と治療法を述べていきたい。

　薬物性歯肉増殖症の病態には炎症が密接に関与するが、誘導薬剤により炎症性の程度が違うと言われている[4]。線維性は抗けいれん薬によるものが強く、逆に炎症性はサイクロスポリンによるものが強い。カルシウム拮抗薬によるものはその中間に位置する（図2）。そして、各薬剤で罹患年齢層が異なり、抗けいれん薬によるものは比較的若い人たち、カルシウム拮抗薬によるものは高齢者、サイクロスポリンによるものは幅広い年齢層が罹患することが多い。したがって、フェニトイン性のものは付着の喪失を伴わないものが多く、カルシウム拮抗薬やサイクロスポリン性のものは付着の喪失を伴うものの頻度が高い。

　好発部位は、フェニトイン性のものは前歯部歯間部と言われていたが、臼歯部にも発症する（図3）。カルシウム拮抗薬性やサイクロスポリン性のものは炎症の強い部位に発症する。また、インプラントの周囲にも発症すると言われている[5]。発症率は、増殖症に明確な診断基準が欠けていること、患者の絶対数が少ないことなど

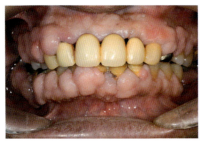
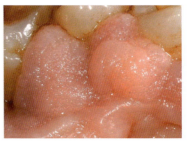

図1　64歳男性。カルシウム拮抗剤服用中。歯間乳頭に顆粒状の結節を形成した歯肉の増殖が認められる。

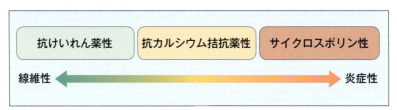

図2　3大薬物性歯肉増殖症の線維性および炎症性の違い

から正確に算出できないが、おおよそ抗けいれん薬性が50%、カルシウム拮抗薬性が20%、サイクロスポリン性が30%と言われている[6]。また、臓器移植後の患者はしばしばサイクロスポリンだけでなくカルシウム拮抗薬を同時に服用しており、その場合の発症率は60%程度に増え[7]、重症度も増加する傾向がある[8]。

薬物性歯肉増殖症の治療

薬物性増殖症の治療は、時代と共に変化している。本疾患は薬剤の副作用と炎症との複合疾患であることがより鮮明になってきたこと、さらに、超高齢社会になった日本では時代の要請もあり、より非侵襲的な治療が求められているからである。すなわち、以前はいきなり外科治療が行われることが多かったが、その傾向は弱くなり保存療法/消炎療法が治療の中心となってきた。特に、カルシウム拮抗薬/サイクロスポリン性歯肉増殖症では口腔衛生を強化し、歯石およびプラークリテンションファクター（特に不良補綴物）を除去するなどの基本治療のみで治癒するという報告が増えてきている[9]（図4）。なかでも、プラークコントロールは非常に重要である。歯肉増殖症患者は、歯肉の形態が不良なために、バス法を中心に、ブラシの脇腹を使用した歯肉のマッサージや、隣接面部にタフトブラシを使用するなど様々な工夫が必要である[9]。

外科的療法は、フェニトイン性歯肉増殖症に対しては外斜切開による歯肉切除が主に行われている（図5）。最近では、無痛的で出血量も

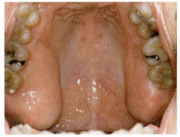
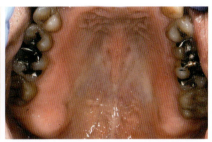

図3　27歳女性。フェニトイン性歯肉増殖症。臼歯部口蓋側に歯肉増殖を認め嚥下困難とのことで来院された。右は歯肉切除後18年。右側臼歯部に再発が認められる。

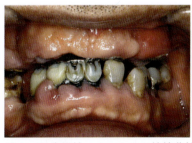
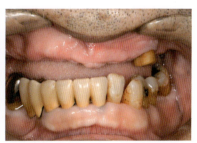

図4　72歳男性。カルシウム拮抗薬性歯肉増殖症。ブラッシング指導と不良補綴物の除去およびSRPの基本治療のみで治癒した。薬剤の変更も行っていない。

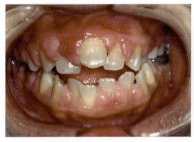
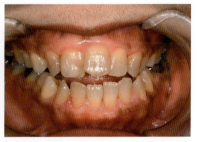

図5　30歳女性。フェニトイン性歯肉増殖症。薬剤の変更はせず、歯肉切除を行った。再発はほとんどみられない。歯の移動が認められる。

少なく治癒が早い炭酸ガスレーザー、Er:YAGレーザーによる切開も行われるようになってきた[8]。しかし、カルシウム拮抗薬/サイクロスポリン誘導性歯肉増殖症のように骨縁下ポケットを有する疾患では、歯肉切除のみでは炎症巣を完全には除去できないため再発する例が多い。そのため、このような症例では内斜切開によるフラップオペが推奨される（図6）。また、角化歯肉の幅がある症例では、一度歯肉切除を行い、それから骨縁下にアプローチするなどの方法も考案されている。

　誘導薬剤の使用中止または変更も病態改善の有効な手段である[10]（図7）。フェニトイン／サイクロスポリンに対しては、以前は薬剤変更が困難であったが、歯肉増殖を引き起こさない代替薬が開発されてきており[8]、医師との対診を十分に行い、治療開始時から薬剤の中止・変更または他系統の薬剤との併用による減量をしてもらうことを考慮する。一方、カルシウム拮抗薬の場合は、降圧剤には他に多くの種類の薬剤があるため、変更は容易と思われがちである。しかし、カルシウム拮抗薬は合併症を持つことの多い高齢者にも比較的安全に使うことができ、さらに降圧効果が確実なので、変更に慎重な医師も多い。また、狭心症やバージャー病など降圧以外（血流量不足回避など）の目的で使用されている時は薬剤の変更が不可能な場合もある。また、カルシウム拮抗薬の場合には、前述したように、薬剤の変更なしで歯肉増殖が消退した例も少なからずあるので（図4、6、8）、まずは薬剤の変更をすることなく消炎治療を行い、基本治療の再評価時に改善がみられない場合に医師との話し合いの上、変更可能であれば変更してもらう方がよいと思われる。

　抗菌薬による治療も選択肢であり、炎症性の性格の強いサイクロスポリン性歯肉増殖症ではマクロライド系抗菌薬アジスロマイシンによって歯肉増殖が改善したという報告が多数ある[11]。アジスロマイシンは抗菌作用のみでなく、炎症性細胞や線維芽細胞に取り込まれるという性質をもつため、取り込んだ細胞がコラーゲンなどの細胞外基質の代謝回転を改善することによって増殖を消退させると考えられている。一方、カルシウム拮抗薬性の歯肉増殖症にアジスロマイシンを使用した報告例は少ない[12]。しかし、前述のメカニズムが事実だとすると比較的炎症性であるカルシウム拮抗薬性増殖症に対しては応用可能と思われる（図8）。ただし、マクロライド系抗菌薬は耐性菌が出現しやすいので、濫用を避けるために対象を重症者に限定することが好ましい。さらに、副作用としてワーファリンの効果を過剰にするためワーファリン服用者には注意を要する。また、投与するタイミングは報告によってまちまちで、最適な投与時期を決めるのも今後の課題である。線維性の強いフェニトイン性歯肉増殖症に対しては、抗コレステロール薬のスタチンを動物に応用し効果がみられたが[13]、ヒトに適応できるかどうかはさらなる研究が必要である。抗けいれん薬を服用している患者にはハンディキャップを抱えている人も多い。その場合、外科手術やプラークコントロールは難しい。安全な薬物が開発されれば歯科医師側・介護者を含めた患者側の双方にとって有益であろう。

　最後に、現時点での誘導薬剤別治療法をまとめてみた（表1）。

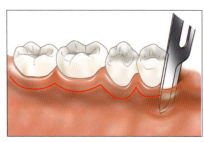
図6-1　通常のフラップオペより切開線を歯肉辺縁から離す。

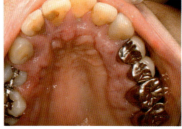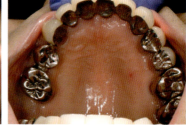
図6-2　49歳女性。カルシウム拮抗薬性歯肉増殖症。フラップオペによる治療例。バージャー病のため薬剤の変更は行っていない。

表1　薬物誘導性歯肉増殖症の治療のまとめ

	外科療法	保存療法	薬物療法	薬剤の変更
フェニトイン性	○	△	×	○
抗カルシウム拮抗性	△	○	△	△
サイクロスポリン性	△	○	○	○

参考文献

1) Kimball O：The treatment of epilepsy with sodium diphenylhydantoinate. J Am Med Assoc, 112：1244-1245, 1939.
2) Ramon Y, Behar S, Kishon Y, Engelberg IS：Gingival hyperplasia caused by nifedipine − a preliminary report. Int J Cardiol 5(2)：195-206, 1984.
3) Rateitschak-Plüss EM, Hefti A, Lörtscher R, Thiel G：Initial observation that cyclosporin-A induced gingival enlargement in man. J Clin Periodontol 10(3)：237-246, 1983.
4) Trackman PC, Kantarci A：Molecular and Clinical Aspects of Drug-induced Gingival Overgrowth. J Dent Res 94(4)：540-546, 2014.
5) Mealey BL：Periodontal Implications：Medically Compromised Patients. Ann Periodontol 1996 1(1)：256-321, 1996.
6) Dongari-Bagtzoglou A.：Drug-associated gingival enlargement. J Periodontol, 75(10)：1424-1431, 2004.
7) 吉沼直人，伊藤公一：薬剤性歯肉増殖症（DIGO）患者への歯科的アプローチ．日本歯科評論，75(3)：107-115, 2015.
8) Montebugnoli L, Bernardi F, MagelliC：Cyclosporin-A-induced gingival overgrowth in heart transplant patients. A cross-sectional study. J Clin Periodontol 23(9)：868-872, 1996.
9) 色川大輔，藤田貴久，山本茂樹，増田浩之，齋藤　淳：シクロスポリンAおよびシルニジピンによる歯肉増殖を伴う慢性歯周炎の一症例．日歯周誌 56(1)：72-81, 2014.
10) Heasman PA, Hughes FJ：Drugs, medications and periodontal disease. BrDent J, 217(8)：411-419, 2014.
11) Hirsch R, Deng H, Laohachai MN：Azithromycin in periodontal treatment：more than an antibiotic. J Periodontal Res 47(2)：137-148, 2012.
12) Gómez E, Sánchez-Nuñez M, Sánchez JE, Corte C, Aguado S, Portal C, Baltar J, Alvarez-Grande J：Treatment of cyclosporin-induced gingival hyperplasia with azithromycin. Nephrol Dial Transplant, 12(12)：2694-2697, 1996.
13) Assaggaf MA, Kantarci A, Sume SS, Trackman PC：Prevention of phenytoin-induced gingival overgrowth by lovastatin in mice. Am J Pathol 185(6)：1588-1599, 2015.

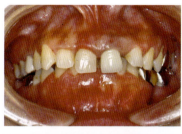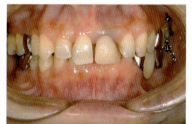
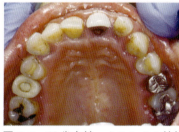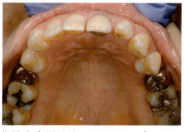

図7-1　63歳女性。カルシウム拮抗薬性歯肉増殖症。アムロジピンからアンジオテンシンⅡ阻害剤に変更した。途中、血圧が安定せず、利尿剤を追加した。歯肉の赤みもとれ、肥厚も消退した。

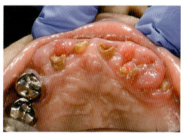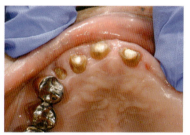

図7-2　74歳女性。カルシウム拮抗薬性歯肉増殖症。薬剤をニフェジピンからアンジオテンシンⅡ阻害剤に変更し3カ月後。治療はブラッシング指導と抜歯のみ。

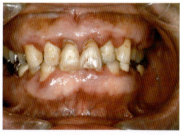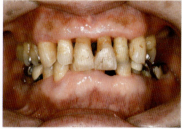

図8　76歳女性。カルシウム拮抗薬性歯肉増殖症。アジスロマイシンの投与が効を奏したと思われる症例。左は初診時、右は基本治療終了時。薬剤の変更は行っていない。プラークコントロールも不良である。

歯周病と遺伝性疾患

梅田　誠

日本歯周病学会による歯周病分類システムにおいて、歯周炎を随伴する遺伝性疾患が分類されている（表1）。遺伝性疾患に伴う歯周炎は、全身的な異常をともなう遺伝性疾患の口腔内症状として発現し、急速に進行する。

1 家族性周期性好中球減少症 (Familial and cyclic neutropenia)

好中球減少症は血液の好中球の絶対数が2,000/μl未満に減少した場合であり、好中球数が500/μl未満になると口腔や消化管に存在する内因性細菌叢による感染を起こす可能性がある。家族性周期性好中球減少症では約21日の周期で5日間程度の好中球減少を認める稀な遺伝性疾患であり、口腔内症状として歯周病の進行がみられることがある。

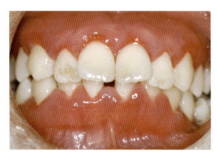

図1　好中球減少症

2 ダウン症候群 (Down syndrome)

21番染色体が1本過剰に存在する先天性常染色体異常。95%がトリソミー型である。高齢出産ほど出生頻度が上がり、特異的顔貌、精神発達遅滞、先天性心疾患（約50%）を特徴とする。口腔の異常としては、上顎骨の低成長、高口蓋、反対咬合、巨舌、溝状舌、歯の萌出遅延や形態異常、先天欠如などを認める。感染に対する抵抗力が低く、歯周病を発症しやすい。

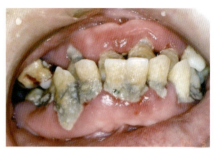

図2　ダウン症候群（長田豊先生提供）

3 白血球接着能不全症候群 (Leukocyte adhesion deficiency syndrome)

白血球細胞表面上の接着分子の先天的欠損のため、好中球の接着能、遊走能、貪食能が低下することによって易感染性となる。創傷治癒不全、膿瘍形成、歯周炎を起こす。

4 パピヨン・ルフェーブル症候群 (Papillon-Lefèvre syndrome)

掌蹠角化症と乳歯列期からの急速な歯周組織破壊を特徴とする。常染色体劣性遺伝。100万人に1〜4人の頻度で認められる。乳歯だけでなく永久歯も萌出直後、高度の歯周組織破壊に至り脱落して予後不良とされてきたが、歯周治療に成功した報告もある。

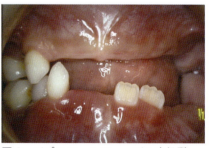

図3　パピヨン・ルフェーブル症候群

5 チェディアック・東症候群 (Chédiak-Higashi syndrome)

好中球、NK細胞の形態・機能に欠陥があり、易感染性となり、部分白子症が認められる。好中球、NK細胞における巨大顆粒が特徴。歯周炎に罹った場合、高度な歯周組織破壊が認められる。常染色体劣性遺伝。

6 小児遺伝性無顆粒球症 (Infantile genetic agranulocytosis)

重症慢性顆粒減少症。出生時から顆粒球の減少が認められ、重症では、300/μl以下となる。常染色体劣性遺伝。出生直後から重症な細菌感染症を反復し、口内炎、歯肉炎を発症する。

7 コーエン症候群 (Cohen syndrome)

肥満、精神遅滞、筋緊張低下、視力障害、低身長および特異顔貌をともなう症候群。特異顔貌として、顔裂斜下、鼻背隆起、人中短縮、切歯突出、小顎症、狭高口蓋などを示す。歯周病の進行を認める。常染色体劣性遺伝。

8 エーラス・ダンロス症候群（IV Ⅷ型）(Ehlers-Danlos syndrome (Type Ⅳ and Ⅷ))

皮膚、関節、血管など結合組織の脆弱性に基づく遺伝性疾患である。原因として、コラーゲン分子またはコラーゲン成熟過程に関与する酵素の遺伝子変異による。6病型（古典型、関節可動性亢進型、血管型、後側彎型、多関節弛緩型、皮膚脆弱型）に分類されており、全病型を合わせた推定頻度は約1/5,000人とされている。血管型における小症状として、歯肉退縮がある。

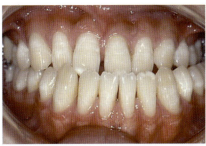

図4 エーラス・ダンロス症候群（小松知子先生提供）

9 低ホスファターゼ症 (Hypophosphatasia)

低ホスファターゼ症は骨系統疾患の一つで、組織非特異的アルカリホスファターゼ（ALP）の欠損が原因である。低ホスファターゼ症は診断時の年齢によって、分娩前タイプ、胎児タイプ、小児タイプ、成人タイプ、歯牙タイプ、疑似タイプの6型に分類される。このうち小児タイプは乳歯の早期脱落を伴う。

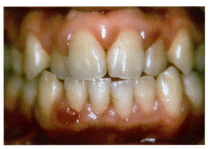

図5 低ホスファターゼ症（渡辺 久先生提供）

10 その他 （コフィン・ローリー症候群など）

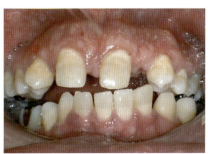

図6 コフィン・ローリー症候群（長田豊先生提供）

表1 歯周炎を随伴する遺伝性疾患

1	家族性周期性好中球減少症 Familial and cyclic neutropenia	
2	ダウン症候群 Down syndrome	
3	白血球接着能不全症候群 Leukocyte adhesion deficiency syndorome	
4	パピヨン・ルフェーブル症候群 Papillon-Lefèvre syndorome	
5	チェディアック・東症候群 Chédiak-Higashi syndrome	
6	組織球症候群 Histiocytosis syndrome	
7	小児遺伝性無顆粒球症 Infantile genetic agranulocytosis	
8	グリコーゲン代謝疾患 Glycogen storage disease	
9	コーエン症候群 Cohen syndrome	
10	エーラス・ダンロス症候群（Ⅳ・Ⅷ型） Ehlers-Danlos syndrome (Type Ⅳ and Ⅷ)	
11	低ホスファターゼ症 Hypophosphatasia	
12	その他（コフィン・ローリー症候群など） Others	

参考文献
日本歯周病学会編：歯周治療の指針 2015, 2016.

コフィン・ローリー症候群
(Coffin-Lowry Syndrome)

長田　豊

概要：X連鎖性の知的能力障害の中では比較的頻度の高い疾患である。特徴的顔貌や身体所見が診断には有用である。最初にCoffinが報告[1]、続いてLowryが報告[2]し、その後Coffin-Lowry症候群（CLS）と名付けられた。

頻度・遺伝様式：頻度は数万人に1人以上。X連鎖性遺伝で、Xp22.1に局在するRPS6KA3遺伝子が責任遺伝子である。母親が保因者の場合は同胞の罹患の可能性がある。

臨床所見：厚い口唇、肉厚の幅広い鼻などを伴う特異顔貌（図1）、低身長、小頭症、先細りの指、骨格奇形、中等度から重度の知的能力障害を特徴とする奇形症候群。他に刺激誘発転倒発作（SIDAs：音や触覚などの急な刺激で意識喪失を伴わない脱力発作）が約20％に認められる。

治療法：対症療法が行われる。適切な療育を行う。また、脱力発作には抗てんかん薬などが用いられる。

合併症：心疾患、進行性の脊柱後側彎症を認めることがある。

口腔内所見：乳歯においては、歯根セメント質の低形成による早期脱落[3]、永久歯においては、先天欠如歯、矮小歯などにより、空隙歯列となり過蓋咬合などの歯列・咬合不正が認められる。また、高口蓋、舌正中部に深い溝などが認められる[4]。

症例紹介

患者：28歳（初診時）、男性

主訴：歯科健診をしてほしい（障害者支援施設職員の主訴）

障害名：知的能力障害（コフィン・ローリー症候群）、脊柱後側彎症による肢体不自由

既往歴：生後まもなく、コフィン・ローリー症候群と診断される。後側彎症による肢体不自由、左眼網膜剥離による視覚障害あり。20代後半に障害者支援施設に入所する。

口腔内所見：口腔清掃状態不良で、歯頸部にプラークが付着し、下顎前歯部に歯石が沈着している。全顎的に歯肉は発赤・腫脹し、深い歯周ポケットや歯の動揺が認められる。上顎左右の側切歯・犬歯が先天的に欠如している。エックス線所見では、軽度～中等度の歯槽骨の吸収や歯根退縮が認められる。歯列・咬合状態は、上顎は空隙歯列弓で過蓋咬合である。また、高口蓋、舌の正中部に深い溝が認められる（表1、図1、2）。

診断名：遺伝疾患関連性歯周炎

治療計画の要点：若年時から歯周病による歯の脱落もあり、早期からの歯周治療や治療後の歯周管理が必要となる。また、知的能力障害を伴うので、治療に際しては、発達レベルに応じた行動調整法が必要となる。

表1　歯周病検査：深い歯周ポケットと動揺が認められる　赤字はBOP（＋）

動揺度		0	0	0	0			1	1			2	1	0	0	
PPD	×	4	5	3	4	×	×	5	5	×	×	4	4	5	5	
	8	7	6	5	4	3	2	1	1	2	3	4	5	6	7	8
PPD	×	5	5		4	4		6	5	5	4	4	4	5		×
動揺度		1	0		1	0	1	1	1	1	0	1	0	1		

PPDは最大値で示す

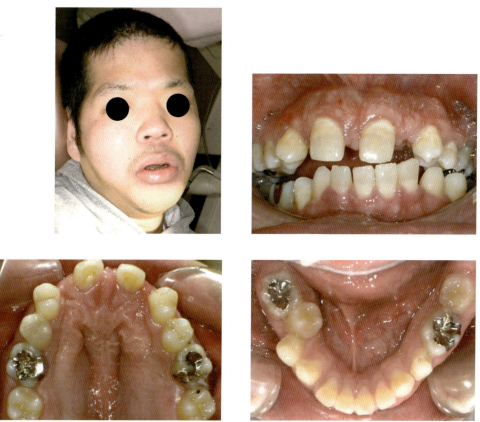

図1　顔貌および口腔内写真：特異な顔貌、歯肉の発赤・腫脹、高口蓋、歯数不足が認められる

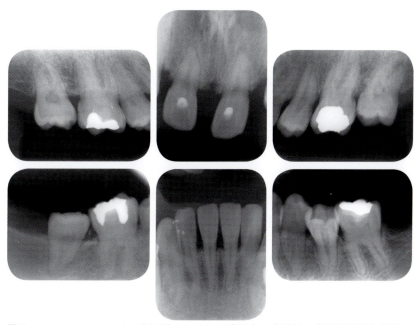

図2　コフィン・ローリー症候群のエックス線写真：歯槽骨の水平性吸収と歯根の短縮が認められる

参考文献

1) Coffin GS, et al.: Mental retardation with osteocartilaginous anomalies.Am J Dis Child 112:205-213, 1966.
2) Lowry B, et al: A new dominant gene mental retardation syndrome. Am J Dis Child 121:496-500,1971.
3) Igari K, et al.:A case of Coffin-Lowry syndrome with premature exfoliation of primary teeth.Int J paediatr Dent 16:213-217, 2006.
4) 日本障害者歯科学会編：口から診える症候群・病気. 口腔保健協会, 東京, 32-33, 2012.

第1章 歯周病のリスクファクターと全身疾患との関係　④

動脈硬化疾患・慢性関節リウマチ・誤嚥性肺炎・がん

青山 典生

1 歯周病と動脈硬化疾患

歯周病と循環器疾患との関連が提唱されて以来、多くの研究が行われてきた[1]（図1）。動脈硬化疾患は、わが国の死因として上位に挙げられる心血管疾患の基盤をなす病態であり、それを予防することは患者の生命維持およびQOLの改善に大きな効果を生む。このため、歯周病が動脈硬化疾患に与える影響に関して特に注目が集まっている。現在のところ歯周病が動脈硬化疾患のリスクであると証明されるには至っていないが、関連性については多くのことが示されており、今後のさらなる知見の蓄積や詳細な関連メカニズムの解明が期待される。

多数の被験者を観察した疫学研究から、歯槽骨の吸収や歯の喪失と心筋梗塞をはじめとした循環器疾患の発症との間に相関があることが示されている[2,3]。歯周病と循環器疾患は糖尿病や喫煙のような全身疾患や生活習慣など、様々な因子の影響を受けている疾患であり、これらの疾患の直接的関係を示すことは難しい。しかしながら、統計学的にこれらの交絡因子となりうる要因に関して補正することで歯周病と動脈硬化疾患との間に関連があることが示唆されている[1]。たとえば、年齢、BMI、脂質、血圧、糖尿病、喫煙、アルコール摂取や社会的要因といった既知のリスクファクターを除外しても、慢性歯周炎の存在がその後の心血管疾患発症率と関連があるということが報告されている[3]。しかし、歯周病と動脈硬化疾患を結びつけるメカニズムに関しては証明されておらず、歯周病の存在が循環器疾患の発症および進行に寄与しているのか、今後解明していく必要性がある。

歯周病と動脈硬化疾患とをつなぐ研究結果として、動脈硬化病変から多くの歯周病原細菌が検出されていることが挙げられる[4]。歯周ポケット内の上皮には破たんが生じており、その微小な潰瘍から細菌が体内に侵入すると考えられている。その後、細菌は血管に入り、全身へと行きわたることになる。抜歯などの観血的治療後はもちろん、日常的に行われる歯のブラッシング後にも、血液中から口腔細菌が検出されている[5]（図2）。

動物モデルを用いた研究からも、動脈硬化疾患に対する歯周病の影響について検討が行われてい

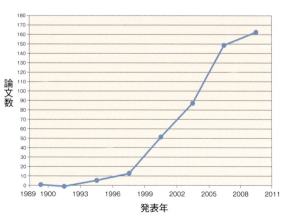

図1　歯周病と血管疾患の関連を取り扱った論文数の推移
（参考文献1より引用・改変）

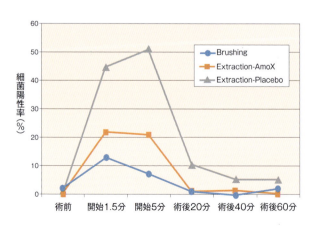

図2　抜歯およびブラッシング時の血中細菌陽性率
（参考文献5より引用・改変）

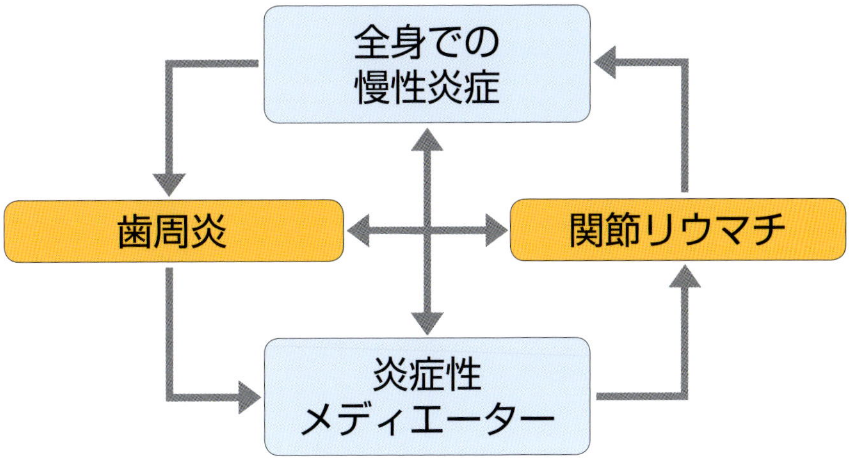

図3　歯周病と関節リウマチが関連する機序のモデル（参考文献13より引用・改変）

る。主要な歯周病原細菌である*Porphyromonas gingivalis*（*P. gingivalis*）を感染させることで動脈硬化病変が起こりやすくなることが示されている。動脈硬化疾患を発症しやすくした遺伝子改変マウスに対し*P. gingivalis*を感染させたところ、アテローム形成量が増加していることが観察された[6]。また、*P. gingivalis*感染が腹部大動脈瘤の促進や血管内膜過形成を促進することなどもわかってきている[7,8]。

歯周病が動脈硬化疾患のひとつであるバージャー病（Buerger's Disease）へ影響する可能性も示されている[9]。バージャー病は閉塞性血栓血管炎とも呼ばれ、主に20歳代から40歳代の喫煙者の男性に発症する疾患である。進行すると手足の切断に至ることもある難治性の血管疾患であるがその発症原因については不明な点も多く、喫煙による血管内皮障害が血栓形成の誘因となると考えられている。バージャー病の血管病変から高い割合で歯周病原細菌である*Treponema denticola*や*P. gingivalis*が検出されており[9]、歯周病とバージャー病との関連について研究が進められている。

動脈硬化疾患の基盤として喫煙や脂質異常症、高血圧、糖尿病などが認められているが、それに加えて歯周病もリスクとなる可能性が示されてきている。実際に、歯周治療をすることで血管内皮細胞の機能が改善したという研究結果も認められており[10]、歯周病により少なくともたびたび菌血症が生じていることから、循環器疾患のリスクが高い人に対しては特に歯周病の予防や治療が求められる。

2　歯周病と関節リウマチ

関節リウマチは、慢性の破壊性変形性の関節炎であり、原因は明らかになっていない。関節に生じる症状としては、こわばり、腫脹、手や指のエックス線的な変化などがあり、全身的には発熱、倦怠感、リンパ節腫脹などが表れることがある。治療としては抗リウマチ薬やNSAIDs（非ステロイド性抗炎症薬）などによる薬物療法が一般的であるが、高度に変形した関節には外科治療が行われることもある。

歯周病と関節リウマチの関連については、これまで多く報告されている[11〜13]。関節リウマチの患者では歯周病の状態が悪化していることや、また重度の歯周病患者では関節リウマチのリスクが高いことなどが示されている。歯周病と関節リウマチとには共通点が多いことから注目され始めたものと考えられるが、その共通点としていずれも慢性の炎症性疾患であり、腫瘍壊死因子（TNF）やインターロイキン1（IL-1）などの炎症性サイトカインが関与しているという点が挙げられる。両疾患の因果関係については明らかになっていないものの、介在するメカニズムについての仮説が提唱されている[13]（**図3**）。

関節リウマチ患者は手指を動かしにくいことから、プラークコントロールが困難である場合がある。必要に応じた電動歯ブラシの指導が効果的であると考えられる。関節リウマチ患者における歯科治療においては、リウマチの状態の確認と両疾患の関連性、および喫煙などの共通のリスク因子

歯科医師の役割	歯科衛生士の役割
リウマチの状態把握と医師との連携	禁煙などの生活習慣改善
疾患関連性についての説明と指導	症状に応じた口腔衛生指導
症状に応じた治療方針立案	患者の理解と積極的サポート

図4 関節リウマチ患者に対する歯科医療者の役割
（参考文献14より引用・改変）

について注意が必要である[14]（図4）。ステロイド療法が行われている場合は易感染性にも注意が必要であり、歯科治療に際しては抗菌薬の予防投与を要することがある。

3 歯周病と誤嚥性肺炎

肺炎は病原菌の感染により肺に炎症が生じた状態であり、特に高齢者など免疫力が低下した場合に罹患することが多い[15]。肺炎はわが国の死因の上位に入る疾患であり、高齢者のQOLの改善のためにもその予防が課題となっている。一方、通常では食物や唾液は咽頭と食道をとおり胃へ送られるが、誤って気管に入ってしまう状態が誤嚥である（図5）。高齢者では嚥下機能、また咳による気道防御反射が低下していることにより誤嚥を起こしやすい。このように多発する誤嚥により肺炎が生じた病態を誤嚥性肺炎という。特に脳血管疾患患者や寝たきりの高齢者において、誤嚥性肺炎が多く認められる。

誤嚥性肺炎が生じやすくなる条件として、う蝕や歯周病をはじめとした不衛生な口腔内環境の存在が挙げられる。誤嚥性肺炎の原因菌は、口腔内の常在菌である嫌気性菌によることが多い。免疫機能が正常に作用している場合には細菌の増殖を抑制できるが、高齢者では免疫機能の低下によりますます誤嚥性肺炎を発症しやすい状態になっている可能性がある。

誤嚥性肺炎は予防が重要であり、口腔ケアの実践や歯周病の治療が発症予防につながる。適切な口腔ケアをすることで肺炎の発症率を下げることができることが知られていることから[16,17]、誤嚥性肺炎の予防という点でも口腔細菌を減らしておくための歯科治療および予防が有用であると言える。

肺炎治療は呼吸器内科が専門ではあるが、その予防のために歯科が関与できる部分は大きい。口腔ケアだけでなく口腔リハビリテーションという面でも、歯科の分野が肺炎予防に貢献することが可能である。特に誤嚥性肺炎を生じやすい高齢者は入院中であったり寝たきりであったりと、適切なセルフケアができない状況にある場合が多い。訪問歯科診療等も含め、積極的なプロフェッショナルケアにより誤嚥性肺炎の発症を予防するためのシステム整備が必要であると言える。

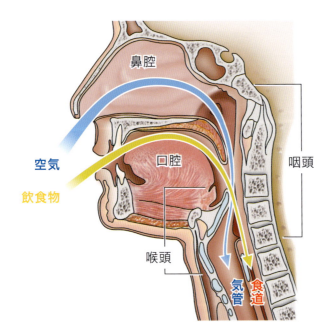

図5 咽頭周囲の模式図
食物や唾液が気管に入ると誤嚥となる。

4 歯周病とがん

歯周病とがんの関連については、歯周病と動脈硬化疾患・関節リウマチ・誤嚥性肺炎との関連と比較して明らかになっている知見は少ない。しかしながら近年、歯周病とがんの関連について報告が増えてきている[18〜20]。特に口腔がん、胃がん、すい臓がん、肺がんとの関連が強いようであるが、研究による差も大きく今後のさらなる解析が待たれる。

歯周病とがんとの関連メカニズムについては、いくつかの説が提唱されている段階である。がんの発生する基盤として慢性炎症が関連していると言われていることから、歯周病により生じる炎症反応による影響が考えられている。また、細菌やウイルスが両疾患の関連において影響している可能性についても指摘されている。歯肉の扁平上皮がん病変において、主要な歯周病原細菌である*P. gingivalis*が多く存在していたという報告もある[21]。しかしながら、他の疾患と同様、喫煙や社会・経済的な状況などの交絡因子の影響により歯周病とがんとの関連が認められている可能性もある。

歯周病を治療することにより、ある種のがんの発生率を低減できるということも報告されている[22]。この報告では、歯周病治療を行った群では対照群と比較してがんの発生率が低下していたことを明らかにしている。歯周病とがんの関連については、今後の動物モデルを用いたメカニズムの検討が待たれるところである。しかしながら、がんの予防は現代医学の重要な課題であることは明白であり、歯周病とがんの関連が明らかになった際のインパクトは大きいと言えよう。

参考文献

1) Lockhart PB, Bolger AF, Papapanou PN, Osinbowale O, Trevisan M, Levison ME, Taubert KA, Newburger JW, Gornik HL, Gewitz MH, Wilson WR, Smith SC Jr., Baddour LM：Periodontal disease and atherosclerotic vascular disease: Does the evidence supportan independent association ?：A scientific statement from the american heart association. Circulation 125：2520-2544, 2012.
2) Beck J, Garcia R, Heiss G, Vokonas PS, Offenbacher S：Periodontal disease and cardiovascular disease.J Periodontol 67：1123-1137, 1996.
3) Dietrich T, Jimenez M, Krall Kaye EA, Vokonas PS, Garcia RI：Age-dependent associations between chronic periodontitis/edentulism and risk of coronary heart disease. Circulation 117：1668-1674, 2008.
4) Haraszthy VI, Zambon JJ, Trevisan M, Zeid M, Genco RJ：Identification of periodontal pathogens in atheromatous plaques.J Periodontol. 71：1554-1560, 2000.
5) Lockhart PB, Brennan MT, Sasser HC, Fox PC, Paster BJ, Bahrani-Mougeot FK：Bacteremia associated with toothbrushing and dental extraction. Circulation. 117：3118-3125, 2008.
6) Li L, Messas E, Batista EL Jr., Levine RA, Amar S：Porphyromonas gingivalis infection accelerates the progression of atherosclerosis in a heterozygous apolipoprotein e-deficientmurine model. Circulation 105：861-867, 2002.
7) Aoyama N, Suzuki J, Wang D, Ogawa M, Kobayashi N, Hanatani T, Takeuchi Y, Izumi Y, Isobe M：Porphyromonas gingivalispromotes murine abdominal aortic aneurysms via matrixmetalloproteinase-2 induction. J Periodontal Res 46:176-183, 2011.
8) Kobayashi N, Suzuki J, Ogawa M, Aoyama N, Hanatani T,Hirata Y, Nagai R, Izumi Y, Isobe M：Porphyromonas gingivalisaccelerates neointimal formation after arterial injury. J Vasc Res 49：417-424, 2012.
9) Iwai T, Inoue Y, Umeda M, Huang Y, Kurihara N, Koike M, Ishikawa I：Oral bacteria in the occluded arteries of patients with Buerger disease. J Vasc Surg 42：107-115, 2005.
10) Tonetti MS, D'Aiuto F, Nibali L, Donald A, Storry C, ParkarM, Suvan J, Hingorani AD, Vallance P, Deanfield J. Treatment of periodontitis and endothelial function. N Engl J Med：356:911, 920, 2007

11) Leech MT, Bartold PM：The association between rheumatoidarthritis and periodontitis. Best Pract Res Clin Rheumatol 29：189-201, 2015.
12) Koziel J, Mydel P, Potempa J：The link between periodontal disease and rheumatoid arthritis： an updated review. CurrRheumatol Rep 16：408, 2014.
13) Kaur S, White S, Bartold PM：Periodontal disease and rheumatoidarthritis：a systematic review. J Dent Res 92：399-408, 2013.
14) 小林哲夫, 吉江弘正. 歯周炎と関節リウマチ－関連性と臨床対応－：日歯周誌 54：11-17, 2012.
15) 和泉雄一ほか編：歯周病と誤嚥性肺炎.ザ・ペリオドントロジー 第2版, 256-257, 永末書店, 2014.
16) Sarin J, Balasubramaniam R, Corcoran AM, Laudenbach JM, Stoopler ET：Reducing the risk of aspiration pneumonia amongelderly patients in long-term care facilities through oral health interventions. J Am Med Dir Assoc 9：128-135, 2008.
17) Yoneyama T, Yoshida M, Ohrui T, Mukaiyama H, Okamoto H, Hoshiba K, Ihara S, Yanagisawa S, Ariumi S, Morita T, Mizuno Y, Ohsawa T, Akagawa Y, Hashimoto K, Sasaki H；Oral CareWorking Group：Oral care reduces pneumonia in older patients innursing homes. J Am Geriatr Soc 50：430-433, 2002.
18) Fitzpatrick SG,Katz J:The association between periodontaldisease and cancer: a review of the literature.J Dent 38：83-95, 2010.
19) Meyer MS,Joshipura K,Giovannucci E,Michaud DS:A review of the relationship between tooth loss,periodontal disease,and cancer.Cancer Causes Control 19：895-907, 2008.
20) Zeng XT,Deng AP,Li C,Xia LY,Niu YM,Leng WD：Periodontal disease and risk of head and neck cancer: a meta-analysis of observational studies.PLoS One 8：e79017, 2013.
21) Katz J,Onate MD,Pauley KM,Bhattacharyya I,Cha S:Presence of Porphyromonas gingivalis in gingival squamous cell carcinoma. Int J Oral Sci 3：209-15, 2011.
22) Hwang IM,Sun LM,Lin CL,Lee CF,Kao CH:Periodontal disease with treatment reduces subsequent cancer risks.QJM 107：805-12, 2014.

Topic ❹

血管疾患（バージャー病）と歯周病

岩井 武尚

はじめに

　歯周病が、動脈や静脈疾患と強くかかわっていることが言われて久しい。その関連の主たる根拠は、血管疾患から歯周病原細菌が見つかったことによる。その見つかった歯周病原細菌は、歯科学の進歩によりすでに単独で同定され、培養できるところまで完了している。しかしながら、ここまででは2原則を満たすが、「コッホの3原則」を満たしてはいない。その菌を用いて動物実験を行い、その菌が発見された病変と同じものを示さなくてはならない。

　そのうち、バージャー病（Buerger's disease：厚労省指定難病でビュルガー病とも呼ぶ）に関しては、ラットやビーグル犬を用いて、培養された歯周病原細菌を全身静脈投与、または静脈内投与を行って発表してきた。ところが、その結果は、投与法に問題があったり、標本採取に問題があったりして、ヒト病変に類似の病変を示すには至らなかった。そこで2014年Pg菌（*Porphyromonas gingivalis*）を用いた注意深いラット実験を行い、その動脈に菌を注入し、バージャー病様病変をつくることに世界で初めて成功した。このことはコッホの3原則に近づき、種々血管病変のうち少なくともバージャー病に関しては、病因解明に決定打を打つことができたことになる。さらに2015年にはAa菌（*Aggregatibacter actinomycetemcomitans*）とPi菌（*Prevotella intermedia*）についても同様な血管病変をつくることに成功した。このことは、歯周病原細菌そのものが、血管に対してほぼ同様な破壊活動を行うということが判明したことになる（図1）。

　歯周病患者の歯周病原細菌が、全身を回っているということは、すでに万人を認めるところであり、その運搬には血小板や単球が関与している。したがって、血管以外にも関節や腸管、実質臓器にも影響を与えていることは間違いないところである。

　今回多くの症例の中から、バージャー病で胃の動脈の閉塞を伴っていた症例とバージャー病で下肢大切断をうけ、静脈の病変から潰瘍症状を伴っていた症例の2例を示す。

症例1

患者：57歳、男性

　20歳からのヘビースモーカーで30本/日を30年間つづけ、右下肢の冷感、間歇性跛行500mほどであった。本人がプロスキーヤーであることから、スキーは生活の一部であったが、断念せざるを得ない状態であった。生活に支障をきたすほどに跛行は進行したため、当科を受診した。ABI（下肢血圧/上肢血圧）は左1.08、右0.93、TBI　右0.28、左0.38であった。まず、禁煙指導に成功し、冷感に対して腰部交感神経切除術を行うこととなった。この術式は全身麻酔で行うため胃カメラを実施したところ、胃病変を発見、胃がんと判明した。

　口腔内をみるに上歯は1本、下歯は5本を残すのみで、本人の弁では40歳以降ぼろぼろぐらぐらとなって抜けたという。入れ歯を使用している（図2）。

　右下肢には大伏在静脈に沿って色素沈着があり、逍遥性静脈炎の既往ありと判断した。エコー検査でこの静脈は、膝窩部まで閉塞していた。さらに小伏在静脈は全体に逆流を示していた。バージャー病には動静脈変化がみられることを証明する一例である。

　動脈は右膝窩動脈以下広範囲閉塞がみられ

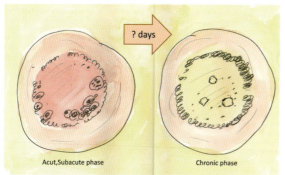

図1　歯周病原細菌が血管に対して破壊活動を行う。

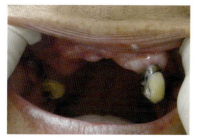

図2-1

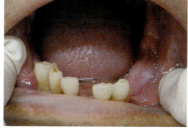

図2-2

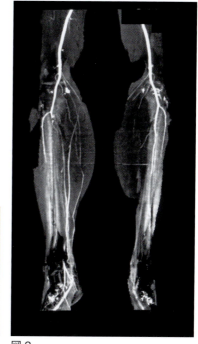

図3

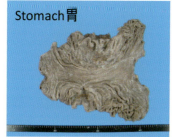

図4-1

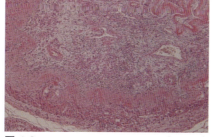

図4-2　　　　　　　　　　（HEx20）

（図3）、cork screw様側副路が形成され、粥状硬化の所見、糖尿病、高血圧、脂質異常症のないことからバージャー病の診断基準に一致した。

胃にがんがみつかったことから、交感神経切除と胃切除術を同時に行い胃を摘出した。2年前胃の周辺動脈はほとんどが閉塞しており、バージャー病による閉塞機転が働いたと考えられた。（図4）術後、順調に経過し4年後の現在スキーをやれるところまで回復した。

まとめと考察

バージャー病患者で胃の動脈に、閉塞性変化を認めた例をほかに2例経験しているが、バージャー病が全身的血管疾患であることを示す好例である。

症例2

患者：56歳、男性

23歳で発症したバージャー病で、ヘビースモーカーであった。20〜30本/日を30年。当科受診時の口腔内所見を示す（図5）。虫歯的要素を伴うといえそうであるが、歯周病が合併していることは間違いないと思われる。

来院時、左下肢はすでに膝下大切断で義足着用。右は第1指と第4指が小切断後であった。動脈閉塞は2009年資料で、切断肢は浅大腿動脈から閉塞、右は膝下動脈2本閉塞ABIは1.2であった（図6）。静脈は右大伏在、小伏在静脈に逆流を認めた。

糖尿病、脂質異常はなくバージャー病診断基準に一致した。交感神経遮断は両側すでに行われている。湿性の潰瘍は、静脈鬱滞によるもの

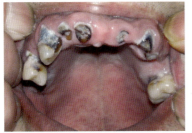
図5-1

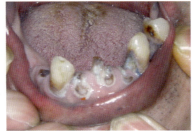
図5-2

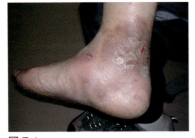
図7-1

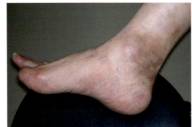
図7-2

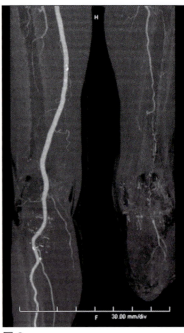
図6

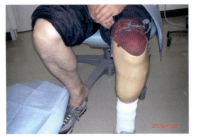
図7-3

と判断し、静脈結紮と硬化療法を施行し、劇的に潰瘍は治癒した（**図7**）。

現在のところ、禁煙を保ち、口腔ケアを行い小康状態で、義足であるが歩行可能である。潰瘍の再発はなく足部は乾燥している。

まとめと考察

バージャー病の悲劇ともいうべき大切断が行われた症例である。30～40年前には大切断にいたる例は多く、主として疼痛と難治性潰瘍・壊死のために切断となった。切断にいたると、社会生活が著しく障害され自活できない状況になることが少なくない。禁煙による歯周病の予防、口腔ケアはこの疾患の基本となる。世界中で100万人にもおよぶとされるバージャー病に、われわれの発見が大いなる福音となることを祈ってやまない。

参考文献

1) Iwai T, Inoue Y, Umeda M, et al.：Oral bacteria in the occluded arteries of patients with Buerger disease. J Vasc Surg 42:107-15, 2005.
2) Iwai T, Umeda M, Inoue Y. Pathogenic mechanism of the artery and the vein in Buerger disease: Our hypothesis. Angiology Open access 2:1000131, 2014.
3) Kubota T, Inoue Y, Iwai T. Kurihara N, Huang Y, Umeda M.Arterial thrombosis after intravenous infusion of oral bacteria in a rat model. Ann Vasc Surg 22:412-6, 2008.
4) Kurihara N, Inoue Y, Iwai T, Umeda M, Huang Y. Ishikawa I：Detection and localization of periodontopathic bacteria in abdominal aortic aneurysm. Eur J Vas Endovasc Surg 28:553-558, 2004.
5) Iwai T, Terasaki H, Aoyama Y, Izumi Y, Umeda M, Heima S, Inoue Y, Fujiwara M: Arterial and venous invasion after intraluminal injection of oral bacteria（P. gingivalis）in a rat model shows Buerger disease pathology. Eur J Vasc Endovasc Surg 49:749 (abstract), 2015.

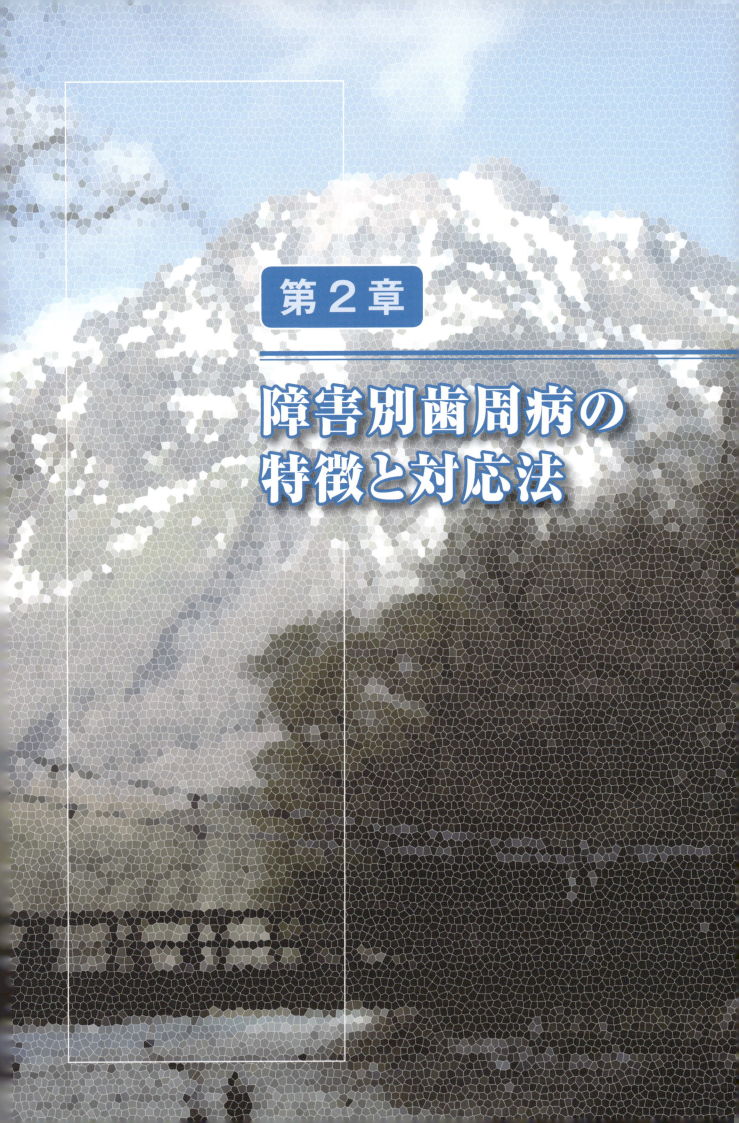

第2章

障害別歯周病の特徴と対応法

第2章　障害別歯周病の特徴と対応法　①

知的能力障害

小松 知子

1　知的能力障害者の歯周病の特徴

　医学の急速な発展に伴いダウン症候群を含め、合併疾患のある知的能力障害者の寿命は延長された一方で、歯周病やう蝕により、早期に歯を喪失しても、義歯の適応が困難な症例も多くみられる。歯周病に伴う口腔機能の低下は活動性や意欲の低下につながり、さらに食欲の低下も著明になると、栄養状態が不良となり、QOLの低下を招く。知的能力障害を伴う患者のQOLの維持、向上のためには、栄養管理や摂食嚥下機能を維持することに努めるとともに歯周病の予防や進行の抑制による口腔の健常性を維持、増進することが必須である。
　知的能力障害者では生体要因、環境要因など様々な歯周病のリスクファクターの影響を受けることにより、歯周病の予防や進行の抑制を困難にしている。知的能力障害者の歯周病の発症や進行の要因として、まず口腔清掃の困難性があげられる。知的能力障害者は理解力や学習能力、コミュニケーション能力に問題があることから、歯周病に対するキュアやケアの必要性への理解が困難で、適応行動も低下している。ケア面では日常におけるセルフケアが困難なため、口腔清掃不良となりやすい。また専門的口腔ケアにおいても協力が得られず、十分なケアの提供に困難が伴う。さらにキュア面では治療時の行動調整の必要性、歯周外科治療では、行動調整に加え、術後の管理に困難が生じることが多い。環境因子として、全身的には栄養の偏りなどによる食生活の問題、精神的ストレスとそこから派生する生活習慣病への罹患などがあげられる。局所的には不正咬合や咀嚼筋の緊張によるブラキシズムの誘発から生じる咬合性外傷がみられる。また歯列不正が多くみられ、プラークコントロールの善し悪しを左右する縁下プラークの除去がより困難な状況になる。そのような背景から早期より長時間にわたるプラークの停滞が起こり、歯周病原細菌が定着し、感染を引き起こす。また、てんかんを合併している知的能力障害者では抗てんかん薬の服用による薬物誘発性歯肉増殖もプラークコントロールを困難とし、歯周病を悪化させる原因となる。
　知的能力障害者のなかには免疫系の異常がある疾患を伴っていることもあり、歯周病罹患および進行に対するリスクをさらに高める。代表的なものとしてダウン症候群が挙げられる。ダウン症候群では小児期より歯肉炎を発症し、早期より重度の歯周炎を認める。ダウン症候群では筋緊張の低下に起因する口唇閉鎖不全や舌突出がみられ、また上顎骨の発育不良に伴う上顎前歯部叢生などの歯列不正、反対咬合や開咬などの不正咬合に起因した咀嚼機能の低下や口腔乾燥がみられる。これらがプラークリテンションファクターとなり、歯周病の進行を助長する。さらにブラキシズムによる咬合性外傷や成人ダウン症候群では咀嚼サイクルや時間などで健常者と相違が認められており、これら口腔機能の異常や短い歯根なども歯周病の誘因となる。ダウン症候群の歯周病に対する感受性は、後天的、環境的因子に加え、ダウン症候群の原因領域である21番染色体のq22.1-22.3領域に存在する細菌の貪食能と関連するDSCAM遺伝子[1]や抗酸化活性と関連するSOD1遺伝子[2]などの様々な遺伝子に起因した影響も大きい。ダウン症候群の歯周病への易感染性には生体側の多形核白血球や単球の機能低下、好中球の循環の半減期の短縮、機能異常、走化性の低下、貪食能の相違など免疫機能異常[3,4]が関与している。さらに歯

周病原菌の歯周組織構成細胞への侵入経路の相違などによる早期侵入・定着・増殖[5]、歯周組織内の炎症反応における炎症性メディエーター[6]や活性酸素種（ROS）[2]の産生亢進とROS消去能の低下、マトリックスメタロプロテアーゼなどの酵素活性の亢進による歯周組織の破壊の進行や修復力の阻害[7]などにより歯周病の進行が加速していると考えられる。またダウン症候群では青年期ごろより退行現象がみられ、これに伴いこだわり行動が出現し、多くの不適応行動がみられる。特に急激退行がみられるダウン症候群では治療を嫌がる、介助磨きの介入に拒否が強くなる、口腔内が不潔になる、歯周病が増悪するなどの特徴がみられる[8]。このような退行現象に付随してみられる行動などもキュアやケアを困難にする大きな因子である。

2 知的能力障害者の歯周病への対応

（1）知的能力障害者に対する歯周治療の考え方

　知的能力障害者の歯周治療は、基本的に健常者の場合と変わらない。ただし、歯周治療は患者が主体であるが、知的能力障害者ではセルフケアが困難であり、介助磨きもできない場合も多いため、理想的な歯周治療計画に基づく治療は困難である。早期からの定期管理により歯周組織の状態を良好に保ち、歯周病を予防することが基本である。しかし、歯周病に罹患した患者に対しては、残存歯をなるべく保存し、咬合を維持することで、歯周組織の安定と疾患の進行を阻止し、患者のQOLの維持・向上につなげることを目標とする。

　スケーリングやルートプレーニングを主体とした非外科的治療を中心に「良質な歯周基本治療」を行う。すなわち、歯肉縁上と歯肉縁下の徹底したプラークコントロールによる炎症の抑制、早期接触や咬合性外傷における咬合のコントロール、全身および局所のリスクファクターの除去の3つを基本とした治療の提供である。歯周病の対応におけるポイントを**表1**に示す。

表1　知的能力障害者の歯周病への対応におけるポイント

歯周基本治療
早期からの治療への介入
適切な行動調整法の選択（P.70参照）
スケーリング・ルートプレーニングを主体とした非外科的治療
早期接触、咬合性外傷における咬合コントロール

メインテナンス・SPT
短い間隔のリコール
良質なプロフェッショナルケア
原因疾患の特性に応じた歯周定期管理

セルフケア
歯磨きの特性を理解した適切な清掃指導
生活環境を考慮した支援

（2）知的能力障害者の歯周基本治療

　歯周基本治療では患者の協力度、理解度に合わせて行動療法、静脈内鎮静法、全身麻酔などの行動調整法を用いることも必要である。適切な行動調整下で、One-Stage Full Mouth Scaling and Root Planingを行うことにより、全顎の歯周ポケット内の歯周病原細菌を排除することが可能となる。行動調整の面でも頻回の薬物を用いた行動調整を避けることができる。歯周外科治療においては適切な行動調整での治療と術後の疼痛管理等が行えないと、その後、プロフェッショナルケアやブラッシングに強い拒否が出現し、プラークコントロールがさらに低下し、口腔内の改善はおろか、QOLの低下につながることもある。したがって歯周外科治療は、清掃状態が不良であると再発することが多いことから考えても、術前の清掃状態が良好で、術後の管理が可能な場合以外は適応外となることが多い。

　グラインディングやクレンチングなどのブラキシズムがみられる知的能力障害者も多い。しかしながら、知的能力障害を伴うため、実際の診察場面で下顎の閉口運動における咬頭嵌合位や側方滑走運動および前方滑走運動などの偏心運動時の顎運動を十分に再現できないことが多い。早期接触や咬合性外傷がみられる場合は慎重な咬合調整が必要である。ナイトガードの装着が可能であれば、装着させ歯周組織の安静をはかることが必要な場合もある。

　残存歯を可及的に残すために、固定が必要になるケースもある。固定の際は歯間ブラシなどの清

掃補助具による口腔清掃がしやすい状態にする。固定により複雑になった口腔におけるホームケアの支援として、丁寧に繰り返し歯磨き指導を行う。

歯周補綴についても義歯の管理ができないケースも多いので、なるべく清掃性に配慮した固定性の補綴を考慮する。

セルフケアに対しては、まず、口腔内の感覚過敏の有無、ぶくぶくうがいの状態なども含め、現在獲得しているセルフケア方法や口腔内の状態を客観的に把握し、しっかり評価することである。歯磨きを困難にする要因として、口腔内の感覚過敏の残存がある。このようなケースでは口唇、頬粘膜の強直がみられ、適切な部位への歯ブラシのアプローチが困難な場合がある。感覚過敏に対しては脱感作療法により過敏を除去するなどの対応が必要である。また、ぶくぶくうがいが上手にできると口腔前庭などに停滞した食物残渣の除去が容易となる。ぶくぶくうがいが十分獲得されていない者に対しては、うがいの練習や口腔周囲筋の筋機能療法やマッサージなどを取り入れるとよい。

（3）知的能力障害者のメインテナンスとSPT

歯周基本治療後のプラークコントロールは、ホームケアとプロフェッショナルケアの両者ともに重要であるが、多くの知的能力障害者ではホームケアのみでの清掃に限度があることが多く、プロフェッショナルケアが再発や進行防止の鍵となる。セルフケアや介助磨きによる日常の口腔清掃が困難な場合には、短い間隔でのリコールで良質なプロフェッショナルケアにより、病状の安定を図る必要がある。定期的に確実な受診を確立させるためには、適切な行動調整により患者の不安感を軽減させ、安心した状態で、SPTやメインテナンスを受けられる体制を整えることである。

SPTでは、知的能力障害の原因疾患の特性を十分理解し、その疾患における歯周病に関するエビデンスに基づく対応により、歯周組織をより安定した状態に保つことが可能となる。ダウン症候群患者では、Superoxide dismutase活性の亢進に伴い、過剰な過酸化水素が生じ、ROSの慢性的増加が起こる一方で、その活性酸素に対する消去能が不十分なことが歯周病の原因として報告[2]されている。そのような状態に対して、ROSである極めて低濃度の次亜塩素酸水由来の抗菌作用と過剰なROSを消去・無毒化する抗酸化液（水素水）による抗酸化作用を併用する抗菌・抗酸化併用療法も期待されている。

セルフケアに関しては、知的能力障害者の歯磨きの特性を理解した上で、発達、理解レベルに応じた清掃指導を行う。知的能力障害者の多くは歯磨きを清潔や健康を目的としているとは考えにくく、習慣的な歯磨きにとどまっている[9]。さらに空間認知力が低下しており、口腔や歯、歯列の位置関係の認識が困難で、目標とする部位に適切に歯ブラシをアプローチできず、歯磨きに時間をかけても十分な清掃効果が得られるとは限らない[10]。また、適当な歯磨き圧の習得にも困難がある[11]。このような特性を考慮し、早期からライフステージに合わせ、歯科と学校や家庭、福祉施設との連携による途切れがない一貫した歯磨き支援を行う必要がある。さらに歯磨き支援として介助磨きは重要である。知的能力障害者施設入所者では、一人の職員が多くの施設入所者の歯磨き介助を行わなければならず、日常生活行動に介助を必要としない者の多くは歯磨き介助も受けられていない者が多い。しかしそのほとんどが知的能力障害の特性によりセルフケアには限界があるため、う蝕や歯周病に罹患し、健全歯数の減少につながっている[12]。このような背景から考えると、自力で歯磨きができる者に対しても歯磨きへの介入が必要である。介助者への歯磨き指導では、介助者の時間的制約や肉体的、精神的負担、技術的能力を十分に把握して、介助者に過多な負担がかからず、継続でき、かつ効果的な方法を指導するよう心がけるべきである。

知的能力障害者におけるメインテナンス・SPTを継続させるには、加齢に関連した諸問題を含めた全身状態の把握、支援者との情報共有や協力による患者を取り巻く環境などの変化への迅速な対応により、患者のニーズに応えた医療や支援を実現させる必要がある。

参考文献

1) Watson FL, Püttmann-Holgado R, et al.：Extensive diversity of Ig-superfamily proteins in the Immune system of insects. Science 309：1874-1878, 2005.
2) Komatsu T, Lee MC, et al.：Reactive oxygen species generation in gingival fibroblasts of Down syndrome patients detected by electron spin resonance spectroscopy. Redox Rep 11(2)：71-77, 2006.
3) Khocht A, Russell B, et al.：Phagocytic cell activity and periodontitis in Down syndrome. Oral Dis 18(4)：346-352, 2012.
4) Tsilingaridis G, Yucel-Lindberg T, et al.：T-helper-related cytokines in gingival crevicular fluid from adolescents with Down syndrome. Clin Oral Investig 16(1)：267-273, 2012.
5) Murakami J, Kato T, et al.：Cellular motility of Down syndrome gingival fibroblasts is susceptible to impairment by Porphyromonas gingivalis invasion. J Periodontol, 79(4)：721-727, 2008.
6) Barr-Agholme M, Krekmanova L, et al.：Prostaglandin E2 level in gingival crevicular fluid from patients with Down syndrome. Acta Odontol Scand 55(2)：101-105, 1997.
7) Komatsu T, Kubota E, et al.：Enhancement of matrix metalloproteinase (MMP)-2 activity in gingival tissue and cultured fibroblasts from Down's syndrome patients. Oral Dis 7(1)：47-55, 2001.
8) 緒方克也, 森崎市治郎, 向井美惠：障害者歯科におけるDown症候群の急激退行症例の経験に関する調査報告. 障歯誌 34(1)：19-26, 2013.
9) 常岡亞希, 寺田ハルカ, 緒方克也：知的障害者における歯磨き習慣の定着状況について. 障害者歯科 24(4)：545-551, 2003.
10) 緒方克也, 石倉行男, 寺田ハルカ：知的障害者の歯磨きに関する研究（第1報）調査方法の妥当性について. 障歯誌 23(4)：502-508, 2002.
11) 岡本卓真, 柳瀬博, 平岡俊章, 他：知的障害児・者の歯みがき圧について - 健常児・者との比較 - 障歯誌 29(1)：7-13, 2008.
12) 千綿かおる, 武田文：重度知的障害者施設入所者における生活行動と口腔状況 要歯磨き介助者と歯磨き自立者に関する比較分析. 日本公衛誌 54(6)：387-398, 2007.

発達障害
(神経発達症)

長田　豊

1 発達障害

発達障害（神経発達症）は、先天性の脳の機能障害であり、アメリカ精神医学会の診断基準（DSM-5）では、「自閉スペクトラム症（ASD: Autism Spectrum Disorder）」、「注意欠如・多動症（ADHD: Attention Deficit /Hyperactivity Disorder）」、「限局性（特異的）学習症（SLD: Specific Learning Disorder）」があり、発達障害児・者の多くはこれら3つの疾患を複数有している。特に自閉スペクトラム症の患者は、コミュニケーションや対人関係が苦手、イメージや見通しが持てない、嫌な記憶が残りやすい、こだわりが強い、感覚の問題などさまざまな特性を持っているので、歯科治療面で問題となることが多い。

2 感覚過敏性と歯科治療の関係

自閉スペクトラム症の患者は、感覚刺激に関して独自の感じ方をすることが多い。特に歯科診療では、各種感覚に敏感であると支障がある。

歯科受診している自閉症患者を対象にした感覚機能の発達（聴覚、視覚、味覚、嗅覚、触覚、固有受容覚、前庭感覚、その他の8項目）と歯科治療の適応性に関する研究によると、対象患者の63％に感覚の問題があり、特に歯科治療困難群では84％の患者に感覚の問題があることが明らかとなった。また、年齢が高いと感覚の問題が少なくなる傾向が認められた[1]。

3 感覚過敏に対する配慮

歯科治療では触覚、聴覚、痛覚、味覚、嗅覚など様々な感覚刺激に曝される。発達障害の患者は、それらの刺激に過敏に反応し、歯周治療の妨げになることがある。個々の感覚過敏に対して配慮が必要である（表1）。

4 発達障害患者の歯周病の特徴

①理解力やコミュニケーション能力に問題があり、自立清掃が困難で口腔清掃不良となり、その結果、歯肉の炎症が生じ、歯周病に罹患しやすい（図1）。

②特有のこだわりにより、同一部位ばかり磨くた

表1　感覚過敏の症状と配慮（対応法）（参考文献2より引用・改変）

感覚	過敏症状	対応法（配慮）
触覚	口腔内や周囲を触ると嫌がる	過敏の除去（脱感作）療法の実施
聴覚	歯科治療器具から発生する音に敏感	音や振動の少ない治療器具の使用。イヤープラグ（耳栓）、イヤーマフ、ヘッドホンなどの使用
痛覚	局所麻酔や切削時の痛みに敏感	表面麻酔後に局所麻酔を行う
視覚	眩しい光や、先端の鋭利な器具（注射針、探針、バーなど）を嫌がる	ペンライト（光が目に入らないように）やサングラスの使用
臭覚・味覚	歯科薬剤などの臭いや味に敏感	刺激の少ない薬剤や好きな味の歯磨剤などの使用
固有受容覚	治療器具による振動や圧迫を嫌う	振動の少ない器具の使用
前庭覚	急にユニットを倒したりすることが苦手	あらかじめ、ユニットを水平に倒しておく

第2章 ❷ ─── 発達障害（神経発達症）

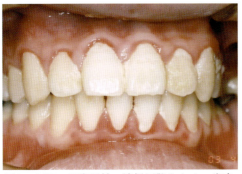

図1 ASD、26歳男性、清掃困難なため、歯肉の発赤、歯石沈着がみられる

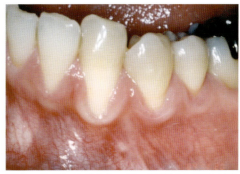

図2 こだわりがあり、同一部位ばかり強く磨くため、歯肉が退縮している

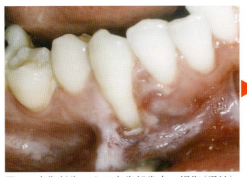

図3 自傷行為による犬歯部歯肉の損傷（退縮）

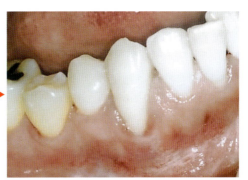

自傷行為がなくなり、歯肉退縮の改善がみられる

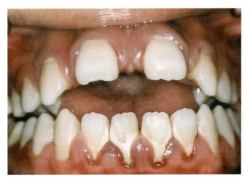

図4 ASD、27歳女性、下顎前歯部に触覚過敏があり、歯磨きを嫌がり、歯石が唇側に沈着している

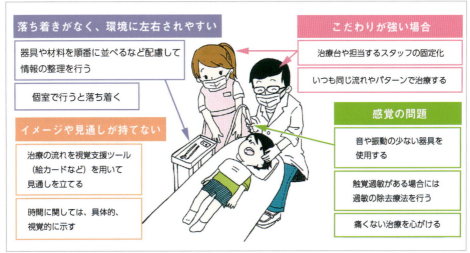

図5 ASD患者への歯科治療時の配慮（参考文献3より引用・改変）

め、歯肉退縮が生じたり（図2）、自傷行為による歯周組織の損傷がみられるケースもある（図3）。
③感覚に問題があり、顔面や口腔内を触られるのを嫌がる。そのため、歯磨きや歯科治療が困難となる。口腔内に触覚過敏が認められる場合、過敏部位に歯石が多量に沈着するケースもある（図4）。

5 歯科治療時の配慮（対応法）

個々の患者さんの特性（個性）を知り、その特性に配慮して対応する（図5）。
①発達レベルに応じて、各種行動調整法を応用し、診療をスムーズに行う。
②感覚過敏がある場合には、過敏の除去（脱感作）療法（下記コラム参照）などにより対応する。
③口腔清掃指導は、発達レベルに応じて行い、絵カードなどの視覚支援ツールなどを使い、わかりやすく具体的に指導する。
④歯周基本治療後、清掃困難な場合には、短期リコールで対応する。

参考文献
1) 長田豊, 栗山拓代, 釜本恭子, 山下美年子：自閉症患者の感覚機能発達と歯科治療の適応性に関する研究. 障歯誌, 27：560-565, 2006.
2) 長田豊：障害のある方の歯とお口のガイドブック, デンタルダイヤモンド社, 東京, 20-26, 2014.
3) 長田豊, 他：障害のある方の歯と口の問題と対応法, 口腔保健協会, 東京, 9-12, 2015.

Column

＜過敏の除去（脱感作）療法＞

口の中や周囲を触れると嫌がるのは、心理的な拒否または触覚過敏が疑われる。触覚過敏が認められる場合には脱感作療法により過敏の除去を行うとよい。

手順としては、身体の中心ほど過敏が強いので、口に向かって遠い部位から始める。

まず、過敏のある部分（皮膚、歯ぐき、粘膜）を手のひらや指で圧迫する。嫌がるがしばらく（10〜20秒）圧迫していると緊張が緩むので、手を放す。過敏がなくなってきたら、少しずつ身体の中心部に近付けていきこの圧迫動作を繰り返す。この際に注意することは、決して表面を擦らないこと、食事とは別の時間に行うことである。

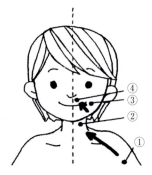

1) 身体の中心ほど過敏が強いので、口に向かって遠い部位から始める

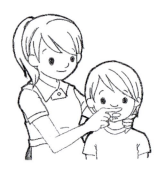

2) 過敏のある部分を手のひらや指で圧迫する
3) 嫌がるがそのまましばらくすると緊張が緩んでくる

注意点
・表面を擦らない
・同一部位を1日数回、食事とは別に行う

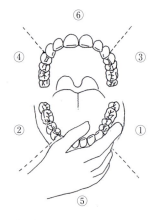

口の中の過敏の除去の順序

人差し指を口腔内にゆっくり挿入し、歯肉に一定圧を加える（5〜10秒）。順序は、①②下の奥歯→③④上の奥歯→⑤下の前歯→⑥上の前歯、と奥歯から開始する。

長田豊：障害のある方の歯とお口のガイドブック, 75, デンタルダイヤモンド社, 東京, 2014. より引用・改変

てんかん

篠塚 修

　世界保健機関（WHO）によると、てんかんは「種々の成因によってもたらされる慢性の脳疾患であって、大脳ニューロンの過剰な発射に由来する反復性の発作（てんかん発作）を特徴とし、それにさまざまな臨床症状及び検査所見がともなう。」と定義されている。

　成因により、種々の検査によっても原因不明の特発性てんかんと脳に何らかの器質的変化のある症候性てんかんに大別される。てんかん全体の約70％が特発性てんかん、約30％が症候性てんかんとされている[1]。有病率をみると13歳未満で人口1,000人当たり5.3～8.8人という報告があり[2]、我が国には約100万人のてんかん患者が存在すると考えられる。

　てんかんのある人たちの歯周病の問題点としては抗てんかん薬フェニトインの服用による薬物誘発性歯肉増殖症が挙げられる。フェニトインは1938年からてんかんの治療薬として使用が開始され、翌1939年にはKimballがフェニトインによる歯肉増殖に関しての最初の報告をしている（図1）[3]。Kimballの報告以来、フェニトインの副作用として発症する歯肉増殖に関しては多数の報告がなされている。フェニトインを服用している

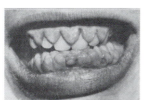

図1　最初に報告されたフェニトイン誘発性歯肉増殖症。18歳男性。服薬開始後2～3カ月で歯間乳頭部に著しい歯肉増殖が認められた[3]。

人の中で歯肉増殖を起こす割合は40％程度といわれている[4]。年齢的には若年者でより発症しやすいとされている。臨床的にはフェニトインによる歯肉増殖は服用開始後数か月で症状が発現するといわれる。

　フェニトイン誘発性歯肉増殖症の発症のメカニズムの詳細については未だ不明な点が多いが、コラーゲンの産生と分解の生理的リモデリングに不均衡が生じているためと考えられている。林らはフェニトインがコラーゲン分解や線維芽細胞の貪食能に抑制的に作用している可能性および歯肉の炎症が歯肉増殖を刺激する可能性を報告している[5]。フェニトインの投与量と歯肉増殖の程度との関係についてTamamoriらは、ラットを用いてフェニトイン誘発性歯肉増殖症の歯肉増殖の程度を定量的に測定し、歯肉増殖量と投与量および血漿中フェニトイン濃度との間に濃度依存的関係がある可能性を示唆している[6]。

　臨床的には、フェニトイン誘発性歯肉増殖症の症状は最初歯間乳頭の線維性の硬い歯肉の肥厚から始まる。発生する部位としては上顎よりも下顎に多く、舌側よりも唇頬側で多く認められ、また臼歯部より前歯部において顕著である（図2）。

　歯肉増殖が進行すると歯冠が歯肉で覆われたり、歯の転位、傾斜や歯間離開が生じる。その結果、審美障害や咀嚼機能障害などが惹起される。歯肉増殖は、無歯部においては認められない。また歯を抜去することにより歯肉増殖は消失する。口腔清掃状態が不良の場合には、プラークや歯石の付着により、歯肉の発赤、腫脹、出血などの炎症症状を伴う。

　フェニトイン誘発性歯肉増殖症の治療の第一は口腔衛生状態の改善である。そのためにはブラッシング指導によるプラークコントロールの徹底および歯石除去などの歯周基本治療が重要である。軽度の歯肉増殖であれば口腔衛生指導と歯石除去・歯面清掃を行い、口腔衛生状態を向上させることにより、症状の改善が認められる。図3は軽度のフェニトイン誘発性歯肉増殖症の歯周基本治療開始前、図4は歯周基本治療開始2週間後である。歯周基本治療の効果により歯間乳頭部の増殖が消退しつつある。

　知的能力障害を伴い服用者自身による口腔清掃の自立が困難な場合には、保護者・介助者などによ

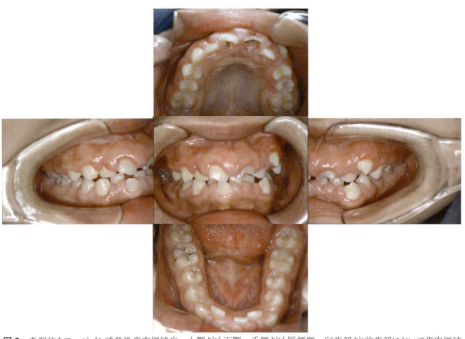

図2 典型的なフェニトイン誘発性歯肉増殖症　上顎よりも下顎、舌側よりも唇頬側、臼歯部より前歯部において歯肉増殖が顕著である。

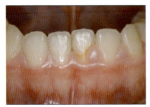

図3 軽度のフェニトイン誘発性歯肉増殖症（歯周基本治療前）歯間乳頭部の歯肉増殖が認められる。

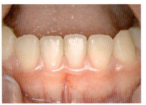

図4 軽度のフェニトイン誘発性歯肉増殖症（歯周基本治療後）プラークコントロール、歯石除去により歯間乳頭部の増殖が消退しつつある。

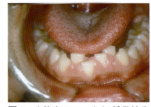

図5 中等度のフェニトイン誘発性歯肉増殖症（歯肉切除前）著しい歯肉増殖により、歯が転位、歯間離開しているが、炎症は認められない。

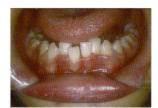

図6 フェニトイン誘発性歯肉増殖症（歯肉切除1週後）術後の出血はほとんど無く、良好に経過している。

る口腔清掃の介助と歯科医師・歯科衛生士などによる口腔ケアが不可欠である。

中等度以上のフェニトイン誘発性歯肉増殖症では必要に応じて歯肉切除などの歯周外科手術を行う。歯肉に炎症がある状態では組織内の血管が拡張しているため、歯肉切除を行うと術中の出血が多く、術後の止血も困難になることがある。したがって術前に口腔衛生指導、プラークおよび歯石の除去を徹底的に行い、炎症を消退させてから行うことが必要である。図5は歯肉切除前の状態である。著しい歯肉増殖により、歯が転位、歯間離開しているが、歯周基本治療により炎症は認められない。図6は歯肉切除1週後である。術中、術後の出血はほとんど無く、良好に経過している。

しかし、術後の口腔衛生状態が不良な場合には、歯肉増殖は容易に再発する。したがって再発防止のためには術後の定期的な口腔ケアが必要である。

このような歯周治療が奏効しない時には、フェニトインを処方している医師と連携を図り、服用している薬剤の減量、中止、場合によっては薬剤の種類を変更することも検討することが必要となる。近年、フェニトインと葉酸を併用することにより歯肉増殖症を予防できるとの報告もある[7]。

参考文献

1) Heron SE, et al.: Channelopathies in idiopathic epilepsy. Neurotherapeutics. 4 (2) :295-304. 2007.
2) Oka E, Ohtsuka Y, et al.: Prevalence of childhood epilepsy and distribution of epileptic syndromes; A population-based survey in Okayama, Japan. Epilepsia 47:626-630, 2006.
3) Kimball OP: The treatment of epilepsy with sodium diphenylhydantoinate. JAMA 112: 1244-1245, 1939
4) Casetta I, Granieri E, Desiderà M et al.: Phenytoin-induced gingival overgrowth: a community-based cross-sectional study in Ferrara, Italy Neuroepidemiology. 16: 296-303, 1997.
5) 林直毅，田村幸彦，楠本康香，他: Gingival Overgrowth Induced by Phenytoin: Study of the Human Gingival Overgrowth Tissues and Clonal Gingival Cells. 障歯誌 33: 16-26, 2012.
6) Tamamori Y, Tamura Y, Yamazaki T, Ohya K: Establishment of rat model of drug-induced gingival overgrowth induced by continuous administration of phenytoin. J Pharmacol Sci 98: 290-297, 2005.
7) Arya R, Gulati S, Kabra M et al.: Folic acid supplementation prevents phenytoin-induced gingival overgrowth in children. Neurology 76: 1338-1343, 2011.

脳性麻痺

長田　豊

1 脳性麻痺とは

「脳性麻痺とは受胎から生後4週以内の新生児までの間に生じた、脳の非進行性病変に基づく永続的な、しかし変化し得る運動および姿勢の異常である。その症状は満2歳までに発現する」と定義されている（厚生省脳性麻痺研究班 1968年）。脳性麻痺の発生頻度は1,000人に約2人とされ、原因は、胎児期では遺伝性疾患、感染、中毒など。周産期では新生児仮死などによる低酸素性虚血性脳症、核黄疸、脳室周囲白質軟化症（PVL）など。また、出生後では感染、頭蓋内出血、急性脳症などが挙げられる。

①**脳性麻痺の分類**：病型により、痙直型、アテトーゼ型、失調型、強剛型、弛緩型、混合型の6つに分類される（表1）。また、麻痺の部位により、四肢麻痺、両麻痺、片麻痺、対麻痺、単麻痺などに分類される。

②**原始反射**：緊張性迷路反射や非対称性緊張性頸反射、咬反射などの原始反射が残存し、異常姿勢や筋緊張を生じ、四肢体幹の変形、拘縮が進行し、脊柱側彎、胸郭変形などを引きこす。

③**合併症**：言語障害（約70％）、知的能力障害（約50％）、てんかん（約50％）、視覚障害（約50％）、聴覚障害（約30〜40％）などを合併する。

2 口腔の特徴

①**口腔清掃不良**：上肢の麻痺や筋の緊張のため、ブラッシング時の細かい動きや力加減などがコントロールしづらいため清掃不良になりやすく、歯周病やう蝕に罹患しやすい。

②**歯の咬耗・破折・形成不全**：咀嚼筋の過緊張からクレンチングやブラキシズムを誘発し、著しい咬耗や歯の破折などがみられることがある（図1）。また、歯の形成時期の全身状態などから、エナメル質形成不全がみられることもある（図3）。

③**歯列・咬合異常**：狭窄歯列、歯の傾斜、開咬など

表1　病型による分類

病　型	損傷部位	特　徴
痙直型	大脳皮質	最も頻度が高い。四肢の筋の緊張の亢進を特徴とし、ジャックナイフ様現象がみられる
アテトーゼ型	大脳基底核	錐体外路系の障害で、ゆっくりと不規則でよじるような非協調性不随意運動がみられる
失調型	小脳	協調運動や平衡機能の障害により姿勢保持や歩行が不安定となる
強剛型	大脳皮質	強固かつ持続的な筋緊張のため、四肢が鉛管を曲げるときの様に硬くなる（鉛管様抵抗）
弛緩型	大脳皮質の運動領野	筋緊張の低下を主徴とする
混合型		強直と不随意運動を併せ持つ

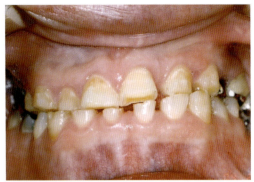

図1　著明な歯の咬耗

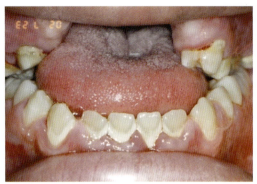

図2　開咬と歯石沈着

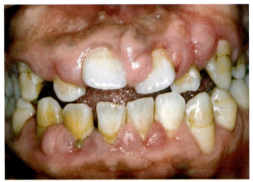

図3　薬物性歯肉増殖（てんかん合併）とエナメル質形成不全（犬歯）

歯列や咬合に異常がみられることが多い（図2）。

④**摂食嚥下障害**：顎のコントロール不全があるため、開口調節や口唇閉鎖が難しいので、食物の取り込みや処理、嚥下に問題がみられることがある。

3　歯周病の特徴

①口腔清掃不良や歯列・咬合不正、口呼吸などの要因により歯周病に罹患しやすい。経管栄養者では、う蝕は少ないが、歯石の沈着が多く咬合面までおおわれることもある。

②筋緊張からブラキシズムを誘発し、咬合性外傷により歯周病が重度化しやすい。

③てんかんを合併している割合が高く（約50%）、薬物性歯肉増殖がみられることが多い（図3）。対応としては、徹底したプラークコントロールとSRPを行う。また、抗てんかん薬を他剤に変更するか減量するかを検討する。

4　歯周治療時の対応（配慮）

①**姿勢のコントロール**：身体の拘縮や変形がある場合には、タオルやクッションなどを用いて姿勢の安定をはかる。また、関節を伸展させた体位は、不随意運動や異常反射を誘発するので、頭部、肩甲帯、股や膝関節を屈曲した体位：姿勢緊張調整パターン（反射抑制姿勢）が有効である。

②**反射への対応**：本人が予測しない音、光、接触、痛みなどの刺激により異常反射（驚愕反射）が生じることがある。また、口の中に治療器具を入れると咬んでしまう（咬反射）ことがある。事前に治療の手順を説明し、歯周治療器具を使う場合には予告すること（Tell Show Do:TSD P.70 行動調整法参照）により安心するので、異常反射が防止できる。また、表面麻酔や局所麻酔を使用し無痛的な歯周治療を心がける。

③**開口に対する注意**：開口調節が難しく、治療時に開口器を使用することがあるが、呼吸抑制や誤飲、誤嚥の危険性があるので注意が必要である。また、開口器使用時はむせやすいので、頻回のバキュームが必要である。

④**薬物による行動調整**：診療姿勢や反射への対応を行っても不随意運動や異常反射がコントロールできない場合には、歯肉縁下歯石の除去や歯周外科治療は困難となるので、鎮静法や全身麻酔を考慮する。

参考文献
1) 日本障害者歯科学会編:スペシャルニーズデンティストリー障害者歯科. 53-59, 医歯薬出版, 東京, 2009.
2) 長田豊, 長田侑子:障害のある方の歯と口の問題と対応. 30-32, 口腔保健協会, 東京, 2015.
3) 安達吉嗣:歯科診療で知っておきたい脳性麻痺の基礎.障歯誌 37:101-108, 2016.

第2章　障害別歯周病の特徴と対応法　⑤

筋ジストロフィー

長田　豊

　筋が萎縮する疾患には、筋ジストロフィーや多発性筋炎などの筋原性のものと、多発性神経炎や筋萎縮性側索硬化症（ALS）などの神経原性のものがある。

1　定義と分類

　筋肉線維の変性を伴う進行性疾患である。
①**デュシェンヌ型筋ジストロフィー**：X染色体劣性遺伝で、3,500人に1人の確率で、ほとんど男性に現れる。1/3は突然変異により発生する。骨格筋が脂肪や結合組織に置換される（仮性肥大）。知的能力障害が約30％みられ、20歳前後で呼吸不全になりやすく、生命予後は不良。
②**ベッカー型筋ジストロフィー**：X染色体劣性遺伝で、デュシェンヌ型に臨床症状は似るが、15歳を過ぎても歩行可能な軽症例につけられた臨床診断名。ジストロフィン蛋白は産生されていて筋の変性を防いでいる。
③**福山型先天性筋ジストロフィー**：常染色体劣性遺伝で、脳形成障害と筋ジストロフィーを併せもつ疾患。日本人に多く10万人に6～12人で男女ともに発現する。顔面筋の筋力低下、開口、表情に乏しく、知的能力障害を伴い、生命予後は不良。
④**肢帯型筋ジストロフィー**：常染色体劣性遺伝（優性遺伝は5％以下）で、発症年齢は小児期から50歳代以降と幅がある。デュシェンヌ型より軽く、進行も遅く、生命予後は良い（**図1**）。

2　口腔と歯（歯周病）の特徴

①進行すると上肢の機能が低下するためセルフケアが困難となり、口腔清掃状態は悪化する。また、摂食障害による食物の停滞や開咬による口腔乾燥などにより、歯周病やう蝕が発生しやすくなる（**図1**）。
②口腔内所見としては、筋力低下や仮性肥大による開咬、巨大舌、歯列弓拡大がみられる。
　また、機能的には咬合力の低下、進行すると舌運動の低下により送り込み不全、押し潰し機能不全が生じ、摂食嚥下障害となる。さらに、嚥下力低下のためむせやすく、誤嚥しやすくなるので、摂食嚥下を含めた治療計画が必要である。

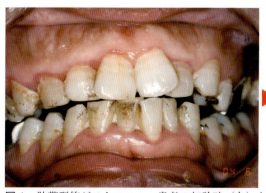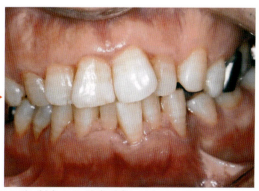

図1　肢帯型筋ジストロフィー患者の初診時（左）とSPT時（右）の口腔内写真

3 歯周治療時の注意点と対応(配慮)

①口腔清掃指導に関しては、病状の進行により握力が低下している場合には、歯ブラシの柄を太くしたり、テーブルに肘を付けて両手で歯ブラシを把持して使用するなど工夫する。

②自力清掃が困難になると、う蝕や歯周病が進行しやすくなるので、介助磨きや短い間隔でのプロフェッショナルケアが必要となる。

③進行すると摂食嚥下障害が生じ、誤嚥の危険もあるのでSRP時のバキューム操作や修復物のセット時には注意が必要である。

④心不全や呼吸不全のみられる患者では、モニタリングが必要である。また、呼吸不全で人工呼吸器による管理が必要な患者では、一回の治療は短時間に行う。

⑤通院困難になった場合には訪問診療で対応する。残された機能を十分に活用するように支えることが重要である。

参考文献
1) 日本障害者歯科学会編：スペシャルニーズデンティストリー障害者歯科, 60-62, 医歯薬出版, 東京, 2009.
2) 西田百代：障害者歯科の手引き第2版, 46-51, 相川書房, 東京, 1990.

脳血管障害

長田 豊

脳血管障害は、脳の血管が閉塞する脳梗塞（脳血栓、脳塞栓）と、脳の血管が破れて出血する脳出血やくも膜下出血がある。日本人の死亡原因の第4位で、約60%が脳梗塞である。

1 全身的症状

障害される脳血管により症状は異なり、意識障害、片麻痺や失語などがみられ、寝たきりになる場合が多い。

①運動障害：片麻痺、両側性麻痺、交代性麻痺、四肢麻痺
②知覚障害
③高次脳機能障害：理解、判断、記憶、思考など高度の大脳皮質の神経活動の障害。
　失語（右麻痺の30%）、失認（左麻痺・視空間失認）、失行（理解できるが目的動作ができない）、注意障害など
④運動失調：小脳に病変。協調運動障害、平衡障害
⑤意識障害
⑥排尿障害：神経因性膀胱（小脳、前頭葉皮質に病変）
⑦認知症：脳血管性、アルツハイマー型
⑧摂食・嚥下障害：球麻痺（延髄に病変）、仮性球麻痺（延髄より上位に病変）

2 口腔と歯（歯周病）の特徴

手指や口腔内の麻痺のため口腔清掃状態が不良となる。また、長期入院で歯科受診が困難となるため、広範囲な重度のう蝕や慢性歯周炎に罹患するケースが多い。

①う蝕：広範囲な重度う蝕が多い（図1）
②歯周病：慢性歯周炎、降圧剤による歯肉増殖（図2）
③義歯関連：体重減少による義歯の不適合や着脱困難
④摂食嚥下障害：口腔領域の麻痺
⑤その他：薬物性ドライマウス（口腔乾燥症）、軟口蓋麻痺による構音障害（開鼻声）、麻痺側の食渣停滞などがみられる。

3 歯周治療時の注意点と対応（配慮）

①口腔清掃：患者や介助者に歯磨き介助の必要性や清掃方法を具体的に説明するとともに、プロフェッショナルケアを行う。
②降圧剤や抗血栓薬：抗凝固薬や抗血小板薬な

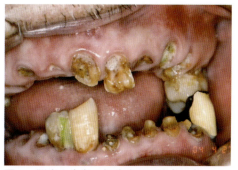

図1　脳出血患者の初診時の口腔内写真
　　　重度のう蝕と歯周炎が認められる

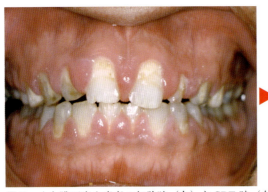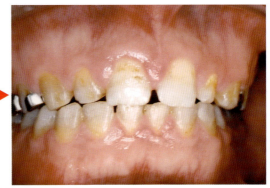

図2 くも膜下出血患者の初診時（左）とSPT時（右）の口腔内写真
　　初診時に歯肉の発赤、腫脹がみられたが、SPT時には改善している

どを服用している患者の抜歯や歯周外科治療、SRPなどの観血治療を行う場合には、あらかじめ内科の主治医と連携して治療を行う。

③**PT-INRの確認**：3未満なら服薬を中止せずに止血は可能。3以上なら高次医療機関へ紹介する。

④**バイタルサインの確認**：歯科治療時は、ストレスや痛みにより脳出血や心不全のリスクが高くなるので、血圧や脈拍などのバイタルサインを確認しながら治療を行う。また、無痛治療に心がける。

⑤**コミュニケーション**：歯科受診の際に麻痺や失語、失認による言語障害のため、コミュニケーションが困難である場合には、家族や介護者などにサポートしてもらう。

摂食嚥下機能に障害がある場合も多いので、必要に応じて摂食・嚥下訓練・指導を行う。

参考文献
1) 日本障害者歯科学会編:スペシャルニーズデンティストリー障害者歯科. 70-76,医歯薬出版, 東京, 2009.
2) 長田豊,長田侑子:障害のある方の歯と口の問題と対応. 19, 口腔保健協会, 東京, 2015.
3) 緒方克也,柿木保明編:歯科衛生士講座,障害者歯科. 56-58, 永末書店, 京都, 2014.

第3章

障害者・有病者におけるリスク検査と診断

口腔・全身から見た歯周病のリスク検査

吉村 篤利

1 全身疾患患者の歯周病検査における注意点

 歯周組織の状態は、全身的健康状態および全身疾患の罹患状況に大きく影響される。歯周組織の診査を行う際に、患者の全身状態によっては、特別な注意が必要となる場合がある。また、ある種の歯周組織の症状は、全身疾患の一症状として現れてくる場合もある。一方、歯周病は、単に歯周組織を破壊するにとどまらず、全身の種々の器官に影響を与える。歯周病の検査を行い歯周組織の状態を把握することは、歯周病と関連した全身疾患のリスクの一指標として役立てることができる。

 このように、全身疾患患者の歯周病検査に際しては、全身疾患と歯周病との双方向的関連性を考慮する必要がある。全身疾患が疑われる患者では、以下の全身疾患を示唆する条件に留意すべきである[1]。

- a) 全身疾患の既往歴
- b) 身体障害
- c) 口腔乾燥症、皮膚粘膜病変、歯肉増殖、過度の歯肉出血などの口腔内症状
- d) 服用中の薬剤
- e) 喫煙などの習慣
- f) 精神状態
- g) 家族歴

 これらの条件にあてはまる場合には、患者の全身状態を把握するために、かかりつけ医へ相談することも考慮すべきである。その際には、できるだけ問い合わせ事項を文書化して記録に残すと良い。また、必要かつ可能であれば、臨床検査を行う。ただし、歯科医師が保険診療上で行うことが認められている臨床検査は限定されているので、注意を要する。

2 初診時の問診（医療面接）

 患者が来院したきっかけ（主訴）を中心に問診する。歯周病以外を主訴として来院した患者であっても、歯周病治療を行う上では、患者が認識している歯周病の症状を聞き取る必要がある。

 また、患者が全身疾患に罹患しているかどうかは、できるだけ問診の段階で聞き取る。明らかな全身疾患への既往がある場合にはその情報を得ると同時に、全身疾患の兆候とみられる症状についても聞き出す。

 問診の際に注意して聞き出すべき歯周病と関連する全身疾患として、糖尿病、心臓血管疾患、早期低体重児出産、誤嚥性肺炎、肥満、骨粗しょう症、自己免疫疾患（関節リウマチ、アレルギー性疾患）、白血病などが挙げられる[2]。また歯周病を随伴する遺伝性疾患および染色体異常に、家族性周期性好中球減少症、ダウン症候群、白血球接着能不全症候群、パピヨン・ルフェーブル症候群、チェディアック・東症候群、組織球症候群、小児遺伝性無顆粒球症、グリコーゲン代謝疾患、コーエン症候群、エーラス・ダンロス症候群、低ホスファターゼ症などがある[3]。これらの全身疾患に関して、本人からの申告だけでなく同居する家族等からの情報も参考に、治療経過や現在の状態についても聞き取る。

 喫煙は、歯周病の主要なリスクファクターであり、多くの全身疾患にも影響を与えるので、喫煙の有無および喫煙本数を尋ねる。また、ストレスも喫煙ほど十分には証明されていないが歯周病や

多くの全身疾患との関連も報告されているので、注意して問診する。

3 口腔外診査

全身疾患患者では、歯周病検査に先んじて口腔外診査を行い、全身状態の把握を行うことが大切である。来院時の歩き方や顔面の対称性、色調、表情なども参考となる。また、必要に応じて体温、脈拍、血圧等を測定し、異常がないかどうか確認する。

4 歯周病検査

全身疾患患者についても、一部の例外的場合を除いては、包括的歯周病検査を行うべきである。例外となるのは、精神・意識状態の異常を原因として患者とのコミュニケーションをとることが困難な場合や、血友病などの易出血性患者、免疫不全による易感染性患者などの場合で、検査に特別な配慮が必要となる。歯周病検査は、以下のような項目について行う。

（1）口腔内写真

口腔内写真を撮影することで、検査値として表記することが難しい口腔内の詳細な状態を記録することができる。特に、全身疾患に伴う歯肉の形態や色調の変化、皮膚粘膜病変、歯肉増殖、歯肉出血などの口腔内症状がみられる場合には、口腔内写真を撮影しておくことが望ましい。口腔内写真は、正面観、左側および右側臼歯部頬側面観、上顎および下顎咬合面観の5カ所の撮影を基本とし、舌・口蓋側面観を撮影する場合もある。

（2）研究用模型

研究用模型を作製して、歯数、歯の植立方向、歯間空隙、咬耗の程度、歯肉形態の異常などを調べる。ダウン症候群などの染色体異常および遺伝性疾患の患者では、歯数異常や歯の萌出遅延などの歯列異常がみられる場合がある。また、薬物性歯肉増殖症患者の診断にも役立つ。

（3）口腔清掃状態

患者の全身状態によって口腔清掃状態は大きく左右される。歯肉縁上プラークが蓄積すると歯肉炎が発症することが証明されているが[4]、全身疾患患者ではさらに歯周炎発症のリスクも増加すると考えられている。モチベーションが困難な場合には、セルフケアとプロフェッショナルケアの比率を考慮する必要がある。

口腔清掃状態の評価には、O'Learyのプラークコントロールレコード（PCR）が用いられることが多い。これは、歯を近心、遠心、唇頬側面、舌口蓋側面の4面に分け、プラーク染色液を用いて染色する。各歯面の歯頸部におけるプラークの有無を測定し、被検歯面に対するプラーク付着の割合を表示する[5]（図1）。

$$PCR = \frac{プラークの染め出された歯面の合計}{被検歯面の総数} \times 100 (\%)$$

また、歯石、マージンの不適合修復・補綴物や

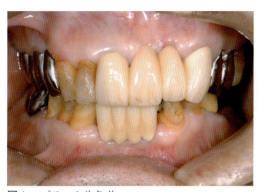

図1　プラーク染色前

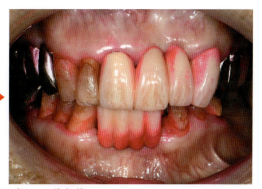

プラーク染色後

歯肉の形態異常などは、プラークを蓄積、増加させるプラークリテンションファクター（プラーク蓄積因子）であるので、その有無を検査する。

（4）歯周ポケット

歯周プローブをポケットに軽圧（25g 前後）で挿入し、歯肉辺縁からプローブ先端までの距離を測定する（**図2**）。歯肉辺縁からポケット底部までの組織学的歯周ポケットと近似した値となる。1歯6ヵ所（頬側近心・中央・遠心、舌側近心・中央・遠心）を測定する6点法を基本とし、必要に応じて測定点を増減する。

歯周ポケットは3mm以下が臨床的正常値であり、深いポケットほど歯周病原細菌が多く存在し、歯周組織破壊が進行する可能性が高い。

（5）プロービング時の出血

歯周ポケットを測定した後にみられる、各部位（頬側近心・中央・遠心，舌側近心・中央・遠心）ごとの出血のこと。

歯周ポケット内壁に炎症がある場合、軽圧で歯周プローブを挿入しても、容易に毛細血管が損傷して出血する（**図3**）。通常の患者では一時的な出血のみで止血するが、血友病などの患者では出血が持続することがあるため、注意を要する。白血病患者では、歯肉からの自然出血がみられる場合もあるので、区別を要する。

プロービング時の出血は、ポケット内壁に炎症が存在することを意味し、歯周炎が進行する確率が高い。また、プロービング後に菌血症を起こす可能性も否定できないので、易感染性患者や心臓血管疾患患者には特にプロービング圧に注意することが必要である。

（6）アタッチメントレベル

歯周プローブをポケットに挿入した際の、ある基準点からプローブ先端までの距離のこと。一般にセメント-エナメル境を基準とすることが多いが、セメント-エナメル境の代わりに修復補綴物の辺縁を基準点とする場合や、ステントを基準点として使用する場合もある。歯周ポケットの値に歯肉退縮量を合計して算出することもできる。

アタッチメントレベルは、過去から測定時までの付着喪失の結果を表し、全身疾患関連歯周炎では、年齢に対して大きなアタッチメントロスが生じる場合がある（**図4**）。

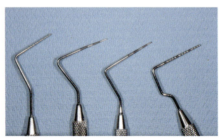

図2　歯周プローブ

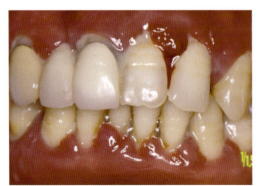

図3　糖尿病患者の初診時の口腔内写真。歯周ポケットからの出血と排膿がみられる

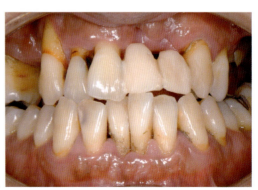

図4　1型糖尿病患者。初診時33歳。HbA1c値11.2%。明らかな歯肉退縮とアタッチメントロスがみられる

(7) 歯の動揺度

歯の動揺は、歯根膜の拡大と歯槽骨の高さに影響を受けるが、全身疾患患者では、歯槽骨の吸収が進みやすく、歯の動揺がみられる場合も多い。ピンセットを使用して、歯の動揺の程度や方向を検査し、通常、Millerの歯の動揺度の分類にしたがって診断する。

0度：生理的動揺（0.2 mm以内）
1度：唇舌的にわずかに動揺するもの（0.2～1 mm）
2度：唇舌方向に中等度に（1mm以上）、近遠心的にわずかに動揺するもの
3度：唇舌、近遠心方向（1mm以上）だけでなく垂直方向にも動揺するもの

(8) エックス線検査

デンタルエックス線画像もしくはパノラマエックス線画像を撮影し、歯槽骨吸収度を判定する。全身疾患患者では、歯肉の炎症に対して、歯槽骨の破壊の程度が大きい場合があるので注意を要する（図5）。咬合性外傷や歯周組織破壊の急速な進行を伴う場合は、垂直性骨吸収がみられることが多い。

なお、CT撮影を行うことにより、立体的に骨吸収状態を観察することができる。

(9) 咬合およびブラキシズム

一部の遺伝性疾患および染色体異常の患者では、先天的に歯数異常や歯列不正がみられる場合があるので、歯列全体の咬合関係について調べる。歯列に異常があると早期接触等を起こしやすいので、外傷性咬合の有無についても調べる。

また、咬合の不調和や精神的ストレスを有する患者では、咀嚼筋群が異常に緊張し、ブラキシズムを起こしやすい。ブラキシズムは、上下の歯を無意識にこすり合わせるグラインディング、歯をくいしばるクレンチング、連続的にカチカチと咬み合わせるタッピングに分けられる。問診において本人からブラキシズムの有無を聞き出すが、睡眠時のみのブラキシズムの場合は本人が自覚していないことが多いので、家族からの聞き取りも参考となる。また、本人や家族への問診でブラキシズムが明らかでない場合でも、過度な咬耗や広範囲の咬耗はブラキシズムを示唆する。クレンチングの場合には、頬圧痕や舌圧痕も参考にできる。

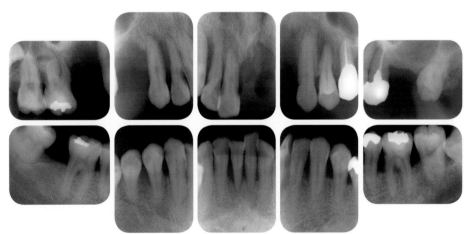

図5　図4の患者のエックス線画像。明らかな骨吸収がみられる

歯周炎患者にブラキシズムがみられる場合には、歯槽骨吸収が進行しやすいので、注意を要する。

（10）根分岐部病変

　全身疾患患者では、歯周炎の進行の結果、複根歯に根分岐部病変がみられることがある。エックス線画像を参考にしながら分岐部プローブなどを用いて診査を行い、進行度をLindheとNymanの分類[6]またはGlickmanの分類[7]にしたがって分類する（**図6**）。

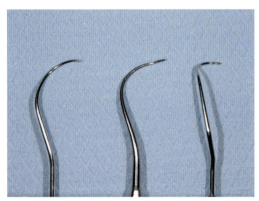

図6　分岐部プローブ

Lindhe & Nymanの分類

1度：歯周組織の支持の水平的な喪失が歯の幅径の1/3に広がってない。

2度：歯周組織の支持の水平的な喪失が歯の幅径の1/3以上に広がっているが、分岐部のすべての部分を含んでいない。

3度：完全に根分岐部の付着が破壊され、頬舌的あるいは近遠心的に歯周プローブが貫通するもの。

Glickmanの分類

1級：肉眼的、エックス線的な骨欠損は認められない。

2級：根分岐部にわずかなエックス線透過像が認められるが、根分岐部の骨壁はいまだ破壊されずに残っている。

3級：根分岐部にくさび状のエックス線透過像がはっきり認められ、歯周プローブなどにより頬舌的、近遠心的に貫通できる。しかし、根分岐部はいまだに歯肉で覆われている。

4級：エックス線で著しい骨消失がみられ、頬舌的、近遠心的に歯周プローブなどが貫通し、根分岐部は明らかに口腔内に露出している。

　根分岐部病変がみられる場合は、外傷性咬合や歯周・歯内病変が原因となっている可能性もあるので、検査する必要がある。

（11）歯周病原細菌検査

　口腔内における歯周病原細菌の存在は、歯周炎の発症・進行におけるリスクを増加させるばかりでなく、心臓血管疾患、早期低体重児出産、誤嚥性肺炎などの歯周病と関連した全身疾患のリスクを増加させると考えられる。ペーパーポイントや滅菌スケーラーを用いて歯肉縁下プラークを採取したり、唾液を採取して、試料中の*Porphyromonas gingivalis*、*Tannerella forsythia*、*Prevotella intermedia*、*Treponema denticola*、*Aggregatibacter actinomycetemcomitans*、*Eikenella corrodens*などの歯周病原細菌量を測定する。歯周病原細菌の検出には、現在、ポリメラーゼチェインリアクション（polymerase chain reaction; PCR）法などの遺伝子増幅法が応用されることが多い。PCR法による歯周病原細菌の検出は、ビー・エム・エルなどの検査機関に委託することができる。また、簡便法としてBANAペリオなどの酵素判定法をチェアーサイドで用いることもある。これは、*P. gingivalis*、*T. denticola*、*T. forsythia*の3菌種が保有するトリプシン様蛋白分解酵素活性を利用した検出法である。

（12）歯肉溝滲出液の検査

　歯肉溝に専用のペリオペーパーを挿入して滲出液を採取し、歯肉溝滲出液量をペリオトロン（Oraflow）で測定することができる。歯肉溝滲出液量は採取部位の炎症反応に相関する。また、歯肉溝滲出液中に含まれる宿主または細菌由来の酵素やサイトカインを測定して、採取部位の歯周病活動性を調べることができる。歯周病活動性は、全身疾患の進行にも影響を及ぼすと考えられる。

（13）唾液検査

シェーグレン症候群などの自己免疫疾患患者では、唾液量が減少することが知られている。また、抗うつ薬、利尿剤、抗ヒスタミン剤などの薬剤の服用や精神的ストレスによっても唾液量が減少する。唾液量の減少は、う蝕だけでなく歯周病の進行にも大きく影響する。唾液量は、安静時唾液量、刺激唾液量の2つに分けて検査することができる。

また、唾液中の潜血や、乳酸脱水素酵素、アルカリホスファターゼなどを調べ、口腔全体における歯周病活動性を調べることができる。唾液中のヘモグロビン検出キットの「ペリオスクリーン」（サンスター）が販売されており、唾液中に混入した微量な潜血の有無を検出できる（図7）。

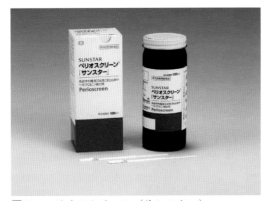

図7 ペリオスクリーン（サンスター）
（サンスターホームページより引用）

（14）抗歯周病原細菌血清または血漿抗体価検査

歯周病原細菌に対する血清または血漿抗体価の上昇は、過去または現在の宿主の歯周病原細菌への曝露を示している。血清または血漿抗体価は抗原への曝露の量と時期により変化するため、歯周治療により歯周ポケット中の歯周病原細菌が減少すると、抗歯周病原細菌血清または血漿抗体価も減少する。抗歯周病原細菌血清または血漿抗体価が高いことは、ポケット内の歯周病原細菌が全身に及ぼす影響も大きいことを意味する。従来、肘正中皮静脈等より採血して、血清を分離し、歯周病原細菌抗原（膜抗原、線毛、莢膜、リポ多糖体）を使用して酵素免疫測定（ELISA）法で血清抗体価を測定していた。しかしながら、一般の歯科医院では採血等は日常的に行われていないため、指先を穿刺して指尖採血を行い、血漿を分離する指尖採血キットが開発されている。

（15）白血球機能検査

侵襲性歯周炎などが疑われる場合には、白血球の機能異常が疑われることから、好中球の遊走能検査、貪食能検査、殺菌能検査などを行うことが提唱されている。しかしながら、これらの検査を行うための検査機関は整備されておらず、一部の機関を除いては白血球機能検査は普及していない。

前述の検査のうち、プロービング時の出血、アタッチメントレベルの変化、歯周病原細菌検査、歯肉溝滲出液の検査、唾液検査、抗歯周病原細菌血清または血漿抗体価検査は、歯周病の活動性と関連が深く、全身疾患と関連している可能性が高い検査項目である。歯周治療を行うと、これらの検査値が改善するとともに、末梢血中のC反応性蛋白（CRP）などの炎症性マーカーも減少することが報告されている[8]。

参考文献

1) Parameter on Periodontitis Associated With Systemic Conditions. J Periodontol 71（5）Supplement：876-879, 2000.
2) 日本歯周病学会編：歯周病の検査・診断・治療計画の指針 2008, 2009.
3) 日本歯周病学会編：歯周病の診断と治療の指針 2007, 2007.
4) Löe H, Theilade E, Jensen SB：Experimental gingivitis in man. J Periodontol 36：177-187, 1965.
5) O'Leary TJ, Drake RB, Naylor, JE：The plaque control record. J Periodontol 43(1)：38, 1972.
6) Hamp SE, Nyman S, Lindhe J：Periodontal treatment of multi-rooted teeth. Results after 5 years. J Clin Periodontol 2(3)：126-135, 1975.
7) Glickman I：Clinical Periodontology 2nd ed.694-696, WB Saunders, Philadelphia, 1958.
8) D'Aiuto F, Nibali L, Parkar M, Suvan J, Tonetti MS：Short-term effects of intensive periodontal therapy on serum inflammatory markers and cholesterol. J Dent Res 84(3)：269-73, 2005.

歯周病の診断における障害者・有病者の位置づけ

長田 豊

障害者・有病者の歯周病の診断に際しては、まず、医療面接（問診）を行い、障害の種類や程度、基礎疾患や合併症、全身的既往歴や現病歴、家族歴などについて聴取する。また、必要に応じて通院している医療機関に対診し、現在の病状や検査データ、服用薬などの情報を収集する。そして、以下のような項目やリスク因子について確認する必要がある（図1）。

- ・全身疾患
- ・メタボリックシンドローム
- ・遺伝因子
- ・服用薬
- ・環境因子・咬合因子
- ・細菌因子

図1

1 全身疾患と関連している歯周炎であるかを確認する

糖尿病、骨粗しょう症、白血病、AIDS、後天性好中球減少症、動脈硬化疾患、誤嚥性肺炎、関節リウマチなどの全身疾患に罹患している有病者は多い。

これらの全身疾患と歯周病は関連性が強いので、医科と連携し現在の全身疾患と病状などの医療情報を把握する必要がある。

2 歯周病の危険因子であるメタボリックシンドロームであるかを確認する

高血圧、肥満、高血糖などの危険因子が重なった状態であるメタボリックシンドロームは、脳血管障害、心筋梗塞、糖尿病などを発症する確率が高くなり、歯周病のハイリスク群として注意が必要である。メタボリックシンドロームのある患者に対しては、医科だけでなく歯科においても歯周病との関係などについて説明するとともに保健指導することが望ましい。

3 遺伝性疾患に伴う歯周炎であるかを確認する

ダウン症などの染色体異常や家族性周期性好中球減少症、チェディアック・東症候群、パピヨン・ルフェーブル症候群などの染色体異常や遺伝性疾患は、好中球の減少や機能異常などが認められる疾患であり、生体防御機能や免疫機能の異常、歯周病感受性遺伝子の関与などが考えられている。歯周病が早期に発症・進行する（侵襲性歯周炎）ケースや家族内で発症するケースもあるので、本人だけではなく家族に対しても歯周病検査だけでなく、必要に応じて、末梢血液検査（生化学的項目や血液像を含めた）や遺伝的（遺伝子）検査などを行う。

4 歯肉増殖に関係する服用薬を確認する

有病者・高齢者・障害者は、多種類の薬剤を服用している。特に歯肉増殖との関連が強い降圧薬、抗てんかん薬、免疫抑制薬の服用の有無などの服薬情報が必要となる。

5 咬合や環境因子を確認する

脳性麻痺の患者は筋の過度の緊張のため、クレンチングやグライディングなどのブラキシズムによる歯根の破折や咬合性外傷による歯周組織破壊を生じやすい。また、脳性麻痺やダウン症などの患者は口腔周囲筋の過緊張または低緊張などによ

るバランスの乱れから、歯列・咬合不正になりやすく、口唇の閉鎖不全や開咬による口呼吸も多い。また、薬物性の口腔乾燥症（ドライマウス）のため、自浄作用が少なくプラークが付着しやすい口腔環境になりやすい。さらに、有病者・障害者は様々なストレスを有することも多いので、これら、咬合因子や環境因子を確認することが必要である。

6 細菌因子を把握する（細菌検査や抗体価検査）

知的能力障害者や身体障害者では、理解力不足や肢体不自由のため清掃不良となることも多い。有病者では体調不良のためセルフケアができないこともある。さらに、障害者では、歯の形態異常や歯列・咬合異常も多いのでプラークが付着しやすく除去しにくくなる。

また、有病者・障害者の中には摂食嚥下障害を有する患者も多く、舌・口唇・頬の麻痺により、食渣の停滞や舌苔の付着が生ずることも多い。食事は、ペースト食や軟固形食などを摂取することが多いためプラークが付着しやすい状況となる。

このように、有病者・障害者では、歯周病原細菌が増殖しやすい口腔環境といえるので、歯周病の細菌検査や抗体価検査を実施し、歯周病原細菌の種類や比率、抗体価を把握することにより、歯周病の病型や病状の診断が可能である（図2）。また、抗菌療法や外科治療などの治療法の選択や歯周定期管理（SPT）中のモニタリングにも有用である。

今後、障害者や有病者でも簡便に実施できる検査法の開発が望まれる。

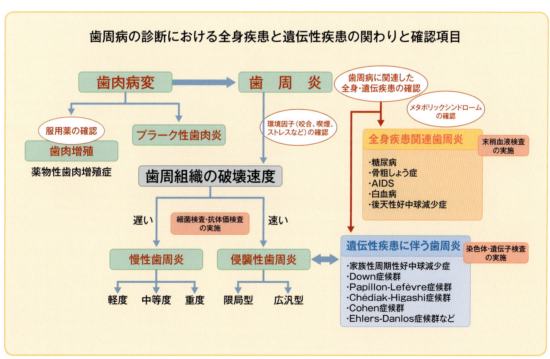

図2　歯周病の診断における全身疾患と遺伝性疾患の関わりと確認項目（文献1より引用・改変）

参考文献
1) 日本歯周病学会編：歯周病の検査・診断・治療計画の指針2008. 2009.
2) Wolff l,et al.：Bacteria as risk markers for periodontitis. J Periodontl 65,498-510,1994.

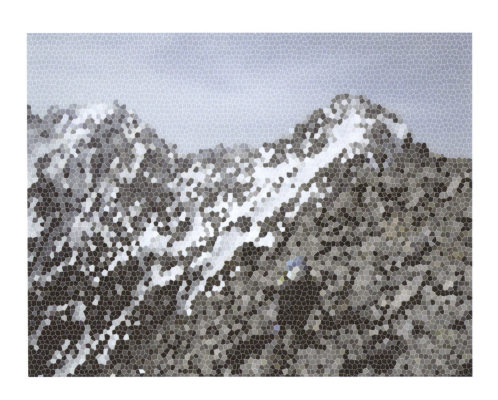

第4章

障害者・有病者の歯周治療

障害者・有病者の歯周治療と留意点

長田　豊

1 歯周治療の目標

障害者や有病者では、健常者のような理想的な歯周治療計画を立案しにくいので、歯周組織の安定と疾患の進行阻止を目標とする。

2 歯周治療の基本

障害者・有病者の歯周治療は、基本的には健常者の場合と変わらない。

すなわち、以下に示すように、炎症と咬合のコントロールとリスクファクターの除去である。

- 炎症のコントロール
  （歯肉縁上と歯肉縁下のプラークコントロール）
- 咬合のコントロール
- リスクファクターの除去

3 歯周治療の際に応用する行動調整法と考慮すべき項目

軽度の障害者や有病者では、清掃状態が不良なことも多いが、健常者と同様に比較的理想的な歯周治療が可能である。しかし、重度の知的あるいは発達障害（神経発達症）者や認知症患者では、理解力や認知力が乏しく、歯周治療に対して非協力的で、体動も著明で治療が困難なケースもある。発達レベルや疾患の程度により、行動変容法（行動療法）、体動コントロール（身体抑制法）、各種鎮静法、全身麻酔法などの行動調整法（P.70）を用いた歯周治療が必要となる。また、重度の有病者で全身管理が必要なケースは、無理せず高次医療機関に紹介することが望ましい。

○行動調整法の種類

- 行動変容法（行動療法）
- 体動コントロール法
  （反射抑制姿勢・身体抑制など）
- 精神鎮静法（笑気吸入・静脈内）
- 全身麻酔法

また、プラークコントロールレベルや治療に対する理解度、歯周病の分類や進行度、リスク因子などについて評価し、レベル別に歯周治療計画を立案する（図1）。

○障害者・有病者の歯周治療を行う際に考慮する項目

- プラークコントロールレベル
- 治療に対する協力度
- 歯周病の分類および進行度
- 宿主（全身疾患・遺伝性疾患）、咬合、環境などのリスク因子

4 障害者・有病者のレベル（難易度）別歯周治療の流れ

上記の考慮すべき個々の項目内容の程度により歯周治療の流れを5段階に分類した（図1）。

レベル1：プラークコントロールは良好～普通、治療に対する協力度は良好、歯周病の程度は軽度、リスク因子はないか少ないケース。
→健常者の場合と同様に歯周基本治療のみで治癒することが多く、治療後メインテナンスに移行。

レベル2：プラークコントロールや治療に対する協力度は良好～普通、歯周病の程度は中等度～重

第4章 ❶ ── 障害者・有病者の歯周治療と留意点

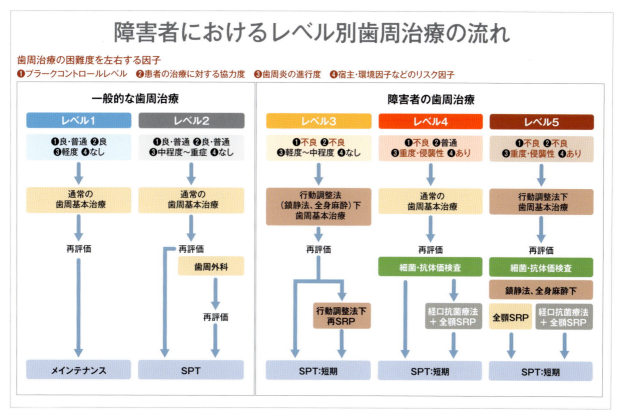

図1　障害者・有病者におけるレベル別歯周治療の流れ

度、リスク因子はないか少ないケース。
→通常の歯周基本治療後に必要に応じて歯周外科治療を行い、SPTに移行。

レベル3：プラークコントロールは不良、治療に対する協力度は不良、歯周病の程度は軽度〜中等度、リスク因子はないか少ないケース。
→各種行動調整法を選択して非外科治療で対応し、その後、短期間隔でのSPTに移行する。

レベル4：プラークコントロールは不良、治療に対する協力度は良好〜普通、歯周病の程度は重度歯周炎や侵襲性歯周炎、リスク因子が多いケース。
→通常の歯周基本治療後に細菌検査を行い、その結果により抗菌療法を併用したSRPなど含めた非外科治療を行う。プラークコントロールが不良なので、歯周外科治療は再発のリスクが高いので避けたほうが良い。その後、短期間隔でのSPTに移行する。

レベル5：プラークコントロールは不良、治療に対する協力度は不良、歯周病は重度・侵襲性歯周炎、全身疾患などのリスク因子が多いケース。
→2次・3次医療機関に紹介し、鎮静法や全身麻酔下で歯周病や障害者歯科専門医による歯周治療を行い、その後、短期間隔でのSPTに移行する。

5 歯周治療と留意点（図3）

（1）歯周基本治療

　障害者・有病者では、自力清掃（セルフケア）が困難で介助磨きもできない場合も多いので、理想的な歯周治療が困難であることが多い（外科治療は適応外となることが多い）。基本的にはスケーリングやルートプレーニング（SRP）を主体とした非外科的治療を中心に進める。また、薬物性の歯肉増殖症の場合には、徹底したプラークコントロールとSRPにより、薬剤の変更をせずに歯肉の改善するケースもあるが、医科と連携し、薬剤の変更や減量を行うことで清掃不良の場合でも改善する例も多い。

（2）抗菌療法

　侵襲性歯周炎や重度慢性歯周炎、遺伝性疾患や全身疾患の場合には、歯周基本治療後の再評価時

に、歯周病原細菌の細菌検査や抗体価検査を行い、必要に応じて抗菌療法（P.74）を実施すると改善するケースも多い。また、様々な理由で歯周外科治療が行えない場合にも、抗菌療法とSRPの併用療法が有効なケースもある。

（3）歯周外科治療
①障害者
術前の清掃状態が良好で、しかも治療術後の管理が可能な場合は、健常者同様に、外科治療は適応（可能）である。セルフケアや介助ケアを実施していても口腔清掃状態が不良な場合は、再発することが多いため、歯周外科治療は適応外である。また、ダウン症など先天性心疾患を有する患者では、感染性心内膜炎（IE）予防のために抗菌薬の前投与が必要なことがあるので注意が必要である。

②有病者
重度糖尿病で血糖コントロールが悪いケース。あるいは、心疾患、循環器系疾患、腎疾患があり、ワーファリンなどの抗血栓療法を行っているケースでは、外科治療中や治療後に止血困難が生じることもある。

HbA1c＞6.9やPT-INR＞3.0の場合には、外科治療は避けた方が良いと思われる。また、生体弁や人工弁の置換後や心臓移植後の患者、IEの既往者、ファロー四徴症などでは、感染性心内膜炎のリスクがあるので抗菌薬の予防投与が必要である。

その他、高齢者や有病者は生体の予備力の低下で全身的偶発症を生ずることもあり、全身管理が必要なため、原則的には歯周外科治療は避けたほうが良いと思われる。

近年、骨粗しょう症の治療や悪性腫瘍の骨転移治療に使用されるビスフォスフォネート（Bisphosphonate:BP）製剤による顎骨壊死の報告がある。BP製剤服用者では、歯槽骨を扱う歯周外科や歯周再生療法（GBRやGTR）は、抜歯が引き起こす顎骨壊死のリスクに匹敵すると提言されているので、禁忌ではないが非外科的な歯周治療が推奨されている。

障害が重度の場合や全身状態が悪い場合には、迷わず、高次医療機関（2次・3次医療機関）に紹介し、歯周病、障害者歯科、歯科麻酔の専門医のチームによる全身管理下での歯周外科治療が必要となる。

（4）口腔機能回復治療
重度障害者の場合には義歯の管理ができないケースも多く、義歯が破折し、誤飲や窒息のリスクもあるので、なるべく固定性の補綴を考慮する。また、清掃性や着脱法にも配慮する。また、脳性麻痺患者で咀嚼筋の緊張が強い場合には、側方力軽減のために、咬合面の形態をフラットにし、義歯の場合には、メタルによる補強をするなどの設計上の配慮も必要となる（図2）。歯科技工士との連携も必要となる。

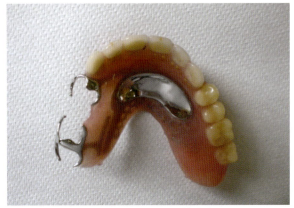

図2　破折防止のためにメタルにて補強する

（5）メインテナンスとサポーティブペリオドンタルセラピー（SPT）
有病者や障害のある患者は、体調や障害のためセルフケアが困難で、介助磨きが必要なケースが多い。また、清掃指導では障害の種類や程度に応じた指導や清掃器具の改良などが必要となる。しかし、ホームケアのみでは清掃に限度があり、プロフェッショナルケアが必要となり、その比率が多くなる。短い間隔でのリコール時のプロフェッショナルケアが再発や進行防止の鍵となる（P.155）。

6 重度障害者・有病者の歯周治療

知的能力障害や肢体不自由のために自力清掃が困難で、治療に非協力的な重度の障害者や全身管理が必要な有病者に対して理想的な歯周治療や治療後の管理を行うことは非常に困難である。障害

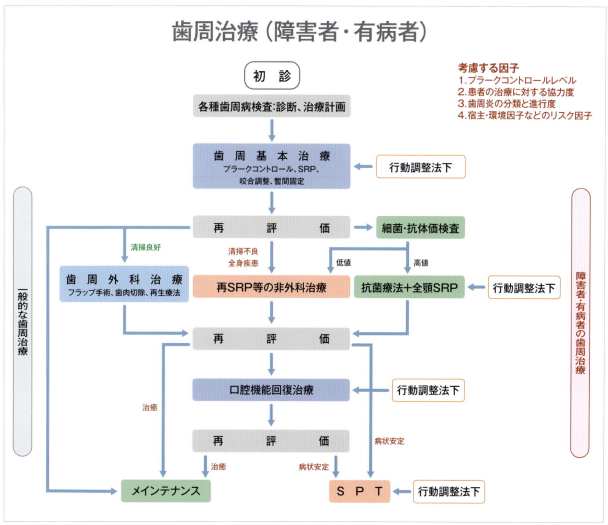

図3　障害者・有病者の歯周治療

者が重度で不随意運動や非協力的で体動著明の場合には、体動コントロール、全身麻酔や静脈内鎮静などの行動調整下で歯周治療を行う場合も多い。また、重度の障害者や有病者で、歯周炎がかなり進行している場合は、治療を行っても、現状維持か徐々に進行することも多く、治癒は望みにくいのが現状である。

しかし、重度歯周炎に罹患していても残存歯をなるべく保存し、咬合を維持することが、障害や全身疾患を有する歯周病患者のQOLのためにも必要である。

近年、重度の障害者や有病者に対する歯周治療法として、経口抗菌療法とSRPの併用療法を実施している医療機関もあり、併用療法により良好な結果が得られた報告も散見される。また、ケースにより、歯周病専門医や障害者歯科専門機関（高次医療機関）へ紹介し、静脈内鎮静あるいは全身麻酔下にて歯周治療を実施することも検討する必要がある。

参考文献
1) 日本歯周病学会編：歯周病の検査・診断・治療計画の指針2008. 2009.
2) 日本歯周病学会編：歯周病の診断と治療の指針2007. 2007.
3) 日本歯周病学会編：歯周病患者における抗菌療法の指針2010. 2011.

行動調整法

長田　豊

1 発達年齢と歯科治療の適応

　知的能力障害や発達障害（神経発達症）のある人は、歯科診療に際し不適応行動をとり、円滑な診療の妨げとなることがある。このような患者に対し、初診時に発達検査を行い、発達レベルを把握することで歯科治療への適応について判断する。発達レベルにより行動調整法を選択し治療する（図1）。

①**発達年齢が3歳以下**：歯科治療は不適応なことが多い。治療が必要な場合には、身体抑制下での治療や専門機関で精神鎮静法あるいは全身麻酔下での治療となる。

②**発達年齢が3歳～4歳**：歯科検診やPMTC程度であれば可能であるが、行動変容法（行動療法）により簡単な治療ができる場合もある。

③**発達年齢が4歳以上**：行動変容法（行動療法）を応用すれば歯科治療が可能になる場合が多い。過去の歯科治療で嫌な経験や記憶がある場合には、発達レベルが4歳以上でも治療ができないこともある。

2 行動調整法

　行動調整法とは、適応困難な患者を適応できるように誘導するための考え方と技法である。発達レベルに応じて、**表1**の行動調整法を選択し、安全で確実な歯科治療を行うのが望ましい。

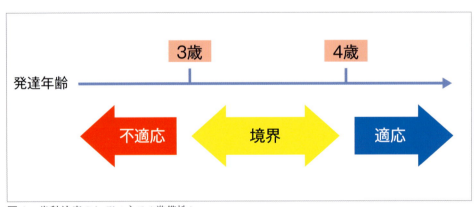

図1　歯科治療のレディネス(準備性)

表1　様々な行動調整法

意識の有無	行動調整法の種類	アプローチの種類
意識下治療	①行動変容法（行動療法）	心理的アプローチ
意識下治療	②体動コントロール法 （反射抑制姿勢・身体抑制など）	身体的アプローチ
意識下治療	③精神鎮静法	薬理的アプローチ
非意識下治療	④全身麻酔法	薬理的アプローチ

1. 行動変容法（行動療法）

学習理論に基づいた様々な技法を用いて不適応行動を減らし、適応行動を引き出す方法。発達年齢が3歳半～4歳以上の障害児・者において有効である。また、過去に歯科治療で不快な経験をして、歯科治療に対して著しい恐怖感を持った場合などにも応用する。

行動は、条件刺激に対して反射的に誘発されるレスポンデント行動と、自発的に行うオペラント行動に大別できる。行動変容法（行動療法）は、レスポンデント行動をコントロールする「不安軽減法」とオペラント行動をコントロールする「行動形成法」に大別される（表2）。

1）基本的なマネージメント
（1）リラクゼーション
患者の不安や恐怖を少なくするために術者やスタッフは患者と優しく愛情を持って接する（Tender Loving Care：TLC）。また音楽療法、アロマ療法などを取り入れる。

（2）BIMアプローチ
スムーズな歯科治療導入のために、口腔内に入れても違和感の少ない、なじみのある歯ブラシを用いたアプローチの方法。

2）不安軽減法
（1）レスポンデント条件付け
歯科治療で嫌な思い・経験をするとその経験から歯科治療に対して嫌悪感を抱くようになることがある。そのような場合は、まずユニットに座ってもらいブラッシングから始めるなど、嫌悪の少ない経験をさせ、徐々に治療に対する恐怖心を取り除く方法。

（2）系統的脱感作法（現実脱感作）
少しずつ刺激を与えることで慣れさせて、強い不安や恐怖を減少させていく方法。
① Tell Show Do 法
歯科治療が初めての場合には、これから行う治療内容をわかりやすく話し（tell）、治療器具を見せ（show）、実際に行う（do）というTell Show Do法（TSD）がある。
② カウント法
10まで数を数えながら、予定の治療の各ステップを行う方法。数を数えることで患者の意識を集中させたり、終わりの見通しが立つという利点がある。

（3）モデリング法
観察学習ともいわれ、言葉による説明では理解できないような場合に、ほかの患者の治療場面を見学させ、適応行動を引き出す方法。実際の治療場面を見学させる直接的モデリング法とビデオや写真などを用いた間接的モデリング法がある。

（4）フラッディング法
系統的脱感作とは対照的な方法で、大量の恐怖刺激に患者を直面させ、強引に体験させることで克服させる方法。

表2　行動変容法

不安軽減法	行動形成法
レスポンデント条件付け	オペラント条件付け
系統的脱感作法（現実脱感作） ① Tell Show Do（TSD）法 ② カウント法	トークンエコノミー
モデリング法	レスポンスコスト法
フラッディング法	シェイピング法
	タイムアウト法
	ボイスコントロール

3) 行動形成法
(1) オペラント条件付け
　歯科治療時の行動に対し、ご褒美、褒め言葉などの正の強化子と罰、叱責などの負の強化子を使い分けることで、好ましい行動を増やし、好ましくない行動を減らして、治療に対する適応行動を育成する方法。

(2) トークンエコノミー
　適応行動ができた時にトークン（シールやスタンプ）を与えることで、適応行動を増加させる。

(3) レスポンスコスト法
　トークンエコノミーの逆で、不適応行動に対して、トークンを取り上げて不適応行動を減少させる。

(4) シェイピング法
　目標となる行動を段階的にスモールステップに分け、ステップアップしながら目標行動ができるようにする方法。他の行動変容技法を組み合わせると相乗効果が得られる。

(5) タイムアウト法
　不適応行動をとった時に、叱ったり、なだめたりせずに、患者を一時的に隔離することで不適応行動を消失させる、一種のオペラント条件付けの応用である。

(6) ボイスコントロール
　声の強弱、高低、口調などを患者の行動に合わせて、適宜使い分けて話しかけることにより、行動をコントロールする方法。

自閉スペクトラム症患者への視覚支援
　コミュニケーションが困難な自閉スペクトラム症の患者では、絵カードや写真などの視覚支援ツールを用いて治療の説明をし、見通しを立てるとスムーズに治療が可能となることがある（情報の視覚化 P.44 参照）。

TEACCH プログラム
　Treatment and Education of Autistic and related Communication handicapped Children の頭文字をとった略号で、「自閉症および関連領域のコミュニケーションに障害を持つ子供たちの治療と教育」という意味で、特定の技法を指すものではなく、自閉症スペクトラム症（Autistic Spectrum Disorder:ASD）の人と家族への生涯にわたる援助およびスタッフ教育を含む包括的プログラム。
　支援方法としては、自閉症の人の脳の情報処理の特性に合わせて、環境の側を構造化,情報を視覚化する方法を適応している。

2．体動コントロール法
(1) 身体抑制法
　意思の疎通が図りにくい患者や、行動変容法（行動療法）による効果が得られない場合に応用することが多い。人が行う徒手抑制法とレストレーナーなどの抑制具による器具抑制法がある。身体抑制の嫌な経験がその後の不適応行動の増加につながることもあるので、緊急時などに留め、あまり使用しない方が良い。身体抑制法を行う場合には、治療の必要性とリスクを保護者に説明し、必ず同意を得る。

(2) 反射抑制姿勢
　脳性麻痺などの患者などに対して、神経生理学的アプローチとして、緊張性の姿勢反射や不随意運動が生じないような体位（反射抑制姿勢）にする。

3．精神鎮静法
　意識はあるが、不安感や恐怖感が少なくなるので、精神的な緊張が緩和される。そのため、疼痛性ショックや循環器系疾患患者では、重篤な合併症を避けることができる。また、歯科治療への不安や恐怖から適応行動がとれない患者や脳性麻痺の不随意運動がある患者などに適している薬物的行動調整法であり、以下の3つの方法がある。

（1）経口鎮静法（前投薬）

興奮して、治療室に入室しない患者などに対して、抗不安薬や鎮静薬（ジアゼパム、ミダゾラムなど）を治療の30～60分前に服用させてから治療を開始する。

効果に個人差がある、調節性が悪いなどの欠点がある。

（2）笑気吸入鎮静法

30％程度の笑気ガスと70％程度の酸素の混合ガスの吸入による薬物的行動調整法。導入や覚醒が早く、安全性が高いという利点があるが、意思の疎通のはかれない患者や鼻呼吸ができない患者には不向きである。

（3）静脈内鎮静法

ベンゾジアゼピン系抗不安薬（ミダゾラムなど）や静脈麻酔薬（プロポフォールなど）を静脈注射して鎮静を得る薬物的行動調整法。鎮静効果は高く、健忘効果があるので治療時の嫌な記憶が残りにくいという利点があるが、鎮静薬の濃度調節が難しく、舌根沈下などにより呼吸抑制などが生じることがある。

4．全身麻酔法

中枢神経に静脈麻酔や吸入麻酔を作用させ、意識の喪失、無痛、有害反射の防止、筋弛緩などを得る薬物的行動調整法。精神鎮静法では効果がなく、不適応行動や体動が完全になくならない場合、緊張や不安あるいは不随意運動などが著しい場合に適応する。

患者の体動を確実に止めることができるので、多数歯のう蝕治療や広範囲の歯周治療（SRPや歯周外科治療）など長時間にわたる治療に適している（P.137）。

参考文献
1) 知的障害児・者への行動療法の応用：障歯誌 24：80-88, 2003.
2) 長田豊, 長田侑子：障害のある方の歯と口の問題と対応. 22-24, 口腔保健協会，東京，2015.
3) 日本障害者歯科学会編：スペシャルニーズデンティストリー障害者歯科. 238-255, 医歯薬出版, 東京, 2009.

障害者・有病者の歯周病に対する抗菌療法

長田　豊

歯周病は歯周病原細菌による感染性疾患であり、基本的な治療法として、局所原因である歯肉縁下プラーク（バイオフィルム）や歯石を除去するために、ブラッシングやスケーリング・ルートプレーニング（SRP）等の機械的除去療法が行われている。一般的に中等度までの歯周炎では機械的除去療法が効果的な場合が多いが、重度慢性歯周炎や侵襲性歯周炎の中には、従来の治療に反応しにくいケースもある。

一方、心疾患、腎不全、動脈硬化疾患、免疫不全などの全身疾患を有する患者や遺伝性疾患を有する患者、また、知的能力障害、発達障害（神経発達症）、脳性麻痺などの障害のため、プラークコントロールが不十分で、治療に対して非協力的な患者に対する歯周治療では、歯周外科治療が不適応なケースが多いので、非外科的な治療が優先される。

重度歯周炎に対する非外科的治療の場合には、SRP単独よりも、SRPに抗菌薬の局所あるいは経口投与する併用療法は良好な結果が得られたとする報告がある[1,2]。

今後、有病者や障害者の歯周治療においても抗菌療法とSRPの併用療法は有用なオプションとして期待される。

1 抗菌療法とは

抗菌薬を局所あるいは全身投与する歯周治療法を抗菌療法と呼ぶ。現在、歯周病、特に歯槽骨の吸収を伴う歯周炎において、スケーリング・ルートプレーニング（SRP）からなる歯周基本治療に加えて、抗菌薬の歯周ポケット内投与法や経口投与法が行われている。抗菌療法は、急性症状のある場合には、単独で応用するが、通常は、SRPと併用する場合が多い。

2010年に日本歯周病学会が発行した「歯周病患者における抗菌療法の指針」[3]によると、抗菌療法は基本原則と症例選択が重要であり、基本原則としては、計画的使用の徹底・目的の明確化・副作用の再確認・細菌検査について記載されている。また、症例選択では、診断分類からの症例選択・治療時期からの症例選択が記載されている。一般的に歯周炎の治療に際して抗菌療法を実施する際にはこの指針に従うことが重要である。

2 基本原則

（1）系統的かつ基本的な歯周治療体系の中で、計画的に実施する（図1）

（2）目的を明確化する

抗菌療法は、歯周膿瘍などの急性炎症の軽減、SRPによる治療効果の促進、菌血症の予防、歯周治療後の感染防止などである。

（3）副作用に十分配慮する

（4）細菌検査の必要性

歯周基本治療前後に、細菌検査を実施して、その検査結果に基づいて抗菌薬を選択して実施することが望ましい。

3 症例選択

（1）診断分類からの症例選択

歯周病の分類の中では、全身疾患関連性歯周炎や遺伝性疾患に随伴する歯周炎患者は、抗菌療法の対象になることが多い。

① SRPなどの歯周基本治療を行っても治療効果

第4章 ❸ ── 障害者・有病者の歯周病に対する抗菌療法

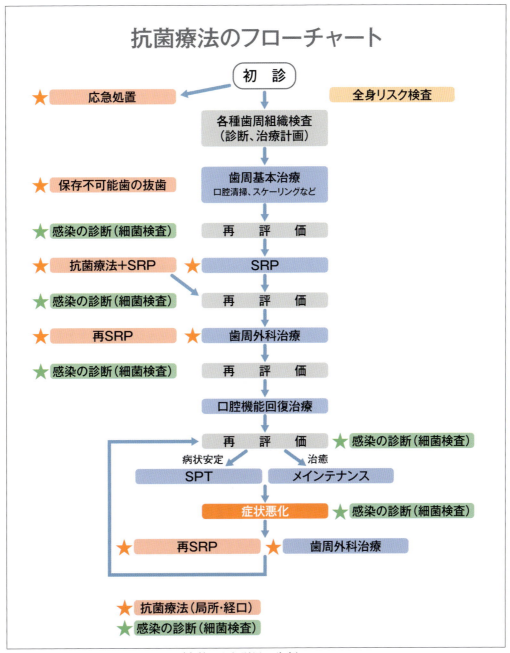

図1　抗菌療法のフローチャート（文献3より引用・改変）

が認められない治療抵抗性歯周炎患者やSPT中でもアタッチメントロスが認められる難治性歯周炎患者などが対象となる。
②広汎型重度慢性歯周炎患者および広汎型侵襲性歯周炎患者。
　年齢に対して組織破壊が著しいこれらの歯周炎は、一般的な慢性歯周炎と比べると歯周治療に対する反応が不良な場合があるので対象となる。
③易感染性疾患（重度糖尿病患者、免疫機能低下患者など）を有する患者あるいは動脈硬化疾患を有する中等度・重度歯周炎患者。

④菌血症の防止や炎症反応を抑制することで全身および他臓器への影響を減少させる。
⑤最上リスク（細菌性心内膜炎既往患者、大動脈弁膜症、先天性心疾患、人工弁・シャント術実施患者など）を有する歯周炎患者。

- SRPを行っても治療効果が期待できない症例
- 重度慢性歯周炎や侵襲性歯周炎
- 全身疾患や遺伝疾患を有する中等度以上の歯周炎患者
- 心疾患などを有するハイリスク患者

（2）治療時期からの症例選択

歯周治療の流れの中で、以下の4つの時期に抗菌療法を行うことが考えられる。

一般的には、歯周基本治療後に治療効果が期待できない場合に、SRPと併用して実施することが望ましい。また、SPT時に再発した場合にも実施するケースもある。

- 急性歯周膿瘍の治療時
- 歯周基本治療時
- 歯周外科治療時
- サポーティブ治療（SPT）時

4 抗菌療法の種類と薬剤の選択基準、投与期間や時期、副作用や相互作用について

抗菌療法は、SRP後にポケットが残存している局所に投与する場合と、重度歯周炎や侵襲性歯周炎などに対して細菌検査を前提として全身投与する場合がある。局所投与は目的部位に高い濃度を長い時間維持できれば効果的であるが、範囲が限定される。一方、全身投与はすべての歯周組織に薬物が到達するが、副作用の可能性もあるので注意が必要である。

（1）局所投与

局所投与としては、歯周ポケット内投与法（Local Drug Delivery System：LDDS）があり、使用されている薬剤は、2％塩酸ミノサイクリン歯科用軟膏（ペリオクリン：サンスター、ペリオフィール：昭和薬品化工）が保険で認められている。

歯周ポケット内への投与法は、歯周基本治療後の再評価時に歯周ポケットが残存している部位に対して、1〜2週間に1回の3〜4回連続投与が望ましいと報告されている。SRPによるアクセスが困難な歯周ポケットや根分岐部への補助的な抗菌薬の局所投与は有効であるが、長期投与は菌交代現象や薬剤耐性菌の発生などを引き起こす可能性があるので注意が必要である。また、感染防止のため1患者に1シリンジ使い切りを厳守する。

（2）全身投与（経口投与）

全身投与に際して、適応、時期と期間、選択基準、種類、副作用について検討する。

①**適応**：通常の歯周基本治療では改善が認められない歯周炎患者に対して、抗菌療法の併用が推奨される。また、観血的治療が不可能な患者や免疫力が低下している易感染性歯周炎患者、広汎性侵襲性歯周炎患者および広汎性重度慢性歯周炎患者において、抗菌薬の経口投与を検討する。

②**時期と期間**：抗菌薬の作用を最大限に発揮するためには機械的なバイオフィルムの破壊が必要であることが示されていることから、SRP開始時から終了直後が推奨される。また、投与期間は抗菌薬の種類、投与量、感染に関与する細菌の種類、疾患の状態により変化するので、一概に示すことは難しいが、耐性菌の出現や副作用を引き起こす危険性があることから、投与量と投与期間については慎重に検討する必要がある。3日から7日を目安にするべきである。

③**抗菌薬の選択基準**：下記の6つのポイントを踏まえて選択することが大切である[3]。

- 歯周炎の適応がある
- レッドコンプレックスをはじめとする歯周病原細菌への感受性がある
- バイオフィルムへの溶解能および形成抑制がある
- 歯肉組織への薬剤移行性が高い
- 短期間投与で生物学的半減期が長い
- 第一選択薬を狭域スペクトラム抗菌薬にする

④**抗菌薬の種類**：細菌検査や抗体価検査の結果を参考にして、ペニシリン系、マクロライド系、ニューキノロン系、テトラサイクリン系から選択する。歯周病原細菌のなかに真菌が含まれる科学的根拠はないので、抗真菌薬を歯周病の抗菌療法に用いてはならない[3]。

⑤**抗菌薬の副作用**：共通する副作用としては、軟便や下痢があり、特にマクロライド系に多い。また、テトラサイクリン系は、めまい、吐き気、色素沈着などの副作用が発現しやすい。ニューキノロン系は、Aa菌に有効であるという報告が多いが[4]、グラム陰性桿菌によく効くので腸内細菌のバランスが悪くなるため、安易な使用は避ける。

⑥**服用薬との相互作用**：抗菌薬と併用薬との相互

表1　服用薬との相互作用（文献3より引用・改変）

抗菌薬	併用薬	相互作用
ペニシリン系	・ファーファリン	併用薬の作用増強
セフェム系	・ワーファリン ・アルミニウム、マグネシウム、鉄剤	併用薬の作用増強 吸収低下
マクロライド系	・ワーファリン ・カルシウム拮抗薬（降圧薬） ・カルバマゼピン（抗てんかん薬） ・ベンゾジアゼピン誘導体（抗不安薬）	併用薬の作用増強 併用薬の作用増強 併用薬の作用増強 併用薬の作用増強
ニューキノロン系	・ワーファリン ・酸性非ステロイド性抗炎症薬 ・アルミニウム、マグネシウム、鉄剤	併用薬の作用増強 けいれん誘発 吸収低下
テトラサイクリン系	・カルバマゼピン（抗てんかん薬） ・フェニトイン系 ・ワーファリン ・バルビツール酸誘導体 ・カルシウム、アルミニウム、マグネシウム、鉄剤	併用薬の作用減弱 併用薬の作用減弱 併用薬の作用増強 併用薬の作用増強 吸収低下

作用には、併用薬の作用を増強あるいは減弱することが多い。また、吸収低下やけいれん発作の誘発なども認められるので十分に注意する（表1）。

5　有病者・障害者に対する経口抗菌療法とSRPの併用療法

（経口抗菌療法とOne-Stage Full Mouth Scaling and Root Planingの併用療法）の効果について

　経口抗菌療法とSRPの併用療法は、SRP単独と比較して、アッタッチメントゲインが大きいという報告がある[1]。また、一般的な歯周治療におけるSRPは、口腔内を分割して行うことが多い。しかし、複数回のSRPは、他部位への歯周病原細菌の再感染の問題や患者の不快感や苦痛を伴うなどの欠点があげられる。さらに、頻回のSRPにより菌血症を生じ、その結果、感染性心内膜炎や動脈硬化疾患を惹起することも考えられる。

　一方、短期間でSRPを終了すれば、再感染の問題も少なく、治療期間の短縮（治療効率）にもつながる。近年、歯周病原細菌を短期間に口腔内から排除することを目的として、機械的除去療法と薬物療法を併用するFull Mouth Disinfection（FMD）法やOne-Stage Full Mouth Scaling and Root Planing（OS-FM-SRP）と抗菌療法の併用療法が報告されている[5,6]。

　糖尿病などの易感染性疾患や循環器系疾患など、歯周病と関連のある全身疾患を有する患者や遺伝性疾患を有する患者では、治療に対する反応も悪く、歯周病が早期に発症し重度化しやすいケースもある。また、染色体異常であるダウン症では、好中球の機能異常が認められるという報告[7]もある。これらの有病者や障害者は、全身状態や生体側の因子などから、歯周外科治療が適応外となり、非外科治療で対応することが多い。

　近年、障害者や有病者を対象にして、経口抗菌療法とOne-Stage Full Mouth Scaling and Root Planingの併用療法を静脈内鎮静法や全身麻酔下で行い、良好な経過が得られた報告が散見される[8〜10]。

　長田ら[8]は、病状の安定しない知的能力障害を伴う重度歯周炎患者8名に対して経口抗菌療法とOne-Stage Full-mouth Scaling and Root Planing（OS-FM-SRP）の併用療法を施行し、6カ月間にわたり、臨床的、細菌学的に評価した。その結果、深いポケット部位や動揺歯の割合は有意に改善した（図2、3）。また、歯周病原細菌（Aa、Pg、Tf、Pi）は、術後3カ月まではTf菌以外の細菌は検出限界以下であったが、6カ月後にはAa菌以外の

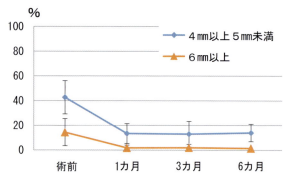
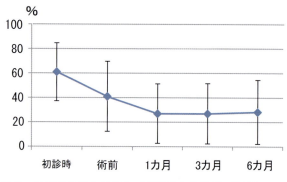

図2　深いポケットのある歯の割合の変化（文献8より引用・改変）　　図3　動揺歯の割合の変化（文献8より引用・改変）

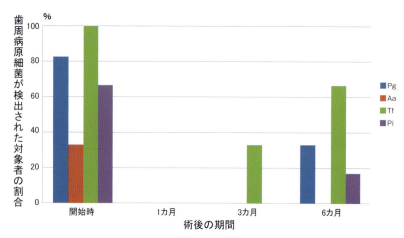

図4　歯周病原細菌が検出された対象者の割合（文献8より引用・改変）

細菌が検出されてきた（**図4**）と報告している。また、稲田ら[10]は、血友病を有する脳性麻痺患者に対して、行動管理方法を使い分けながら定期的に経口抗菌療法とOne-Stage Full-mouth Scaling and Root Planing（OS-FM-SRP）の併用療法を施行して歯周定期管理を行った。その結果、歯周ポケットは3mm以下に改善し、歯周病原細菌のPgとAa菌数は低値維持されていたが、6カ月後には増加したと報告している。

これらの報告から、重度歯周炎に罹患している有病者や障害者で歯周基本治療に対して治療の反応性が低い症例にはこの併用療法は推奨される。今後は、歯周外科治療ができない重度歯周炎に罹患した障害者や有病者に対して併用療法を実施し、その後、短期間隔（3カ月以内）でのSPTにより治療効果が期待できると思われる。

また、患者の歯周病の病状を把握し、障害の程度や全身状態を考慮して行動調整法と治療方針を決定することが、歯周治療を効果的に奏効させるのに有効であると思われる。

参考文献

1) Haffajee AD, Socransky SS, et al.：Systemic anti-infective periodontal therapy. A systemic review. Ann Periodontol. 8:115-81, 2003.
2) 三辺正人, 河野寛二, 他：重度歯周炎患者に対する経口抗菌法を併用した非外科治療の臨床および細菌学的評価. 日歯周誌 55:156-169, 2013.
3) 日本歯周病学会編：歯周病患者における抗菌療法の指針2010. 2011.
4) 金子明寛, 他編：歯科における薬の使い方2015 - 2018. デンタルダイヤモンド社, 東京, 186-187, 2014.
5) Quirynen M, Bollen CM, et al.：Full-vs. partial-mouth disinfection in the treatment of periodontal infection: Short-term clinical and microbiological observations. J Dent Res 74：1459-1467, 1995.
6) 八島章博, 五味一博, 他：アジスロマイシンを用いたone-stage full-mouth SRPの効果. 日歯周誌 48：17-27, 2006.
7) Izumi Y, Sugiyama S, et al.：Defective neutrophil chemotaxis in Down's syndrome patients and its relationship to periodontal destruction. J Periodontol 60：238-242, 1989.
8) 長田豊, 三村恭子, 他：知的障害を有する重度歯周炎患者に対する経口抗菌療法とOne-Stage Full-mouth Scaling Root Planingの併用療法の効果について. 障歯誌 31：224-231, 2010.
9) 長田豊, 鮎瀬卓郎, 他：精神遅滞を伴う脳性麻痺患者に経口抗菌療法を併用した歯周治療を行った1例. 障歯誌 33：172-177, 2012.
10) 稲田絵美, 齊藤一誠, 他：血友病を有する脳性麻痺患者に対し歯周病原細菌の推移を考慮して歯周管理を行った1例. 障歯誌 36：25-32, 2015.

障害者・有病者でも応用可能な新しい歯周治療法

竹内 康雄

1 Host modulatory therapy

　歯周病の主因はプラーク（細菌因子）であり、ブラッシングやスケーリングといった機械的方法、また抗菌薬や消毒薬をもちいた化学的方法によりこれらを除去することが現在の歯周治療の基本となっている。一方で、歯周組織破壊には細菌に対する生体の炎症・免疫応答の際に産生されるマトリックスメタロプロテアーゼ（MMPs）、サイトカイン、プロスタノイドなどが強く関与していることから、これら生体因子を調節・制御することで病気の進行抑制を図る治療法（Host modulatory therapy: HMT）が考えられてきた（図1）。

　歯周治療におけるHMTとしては、非ステロイド性抗炎症薬（NSAIDs）やビスフォスフォネート製剤の応用が考えられてきたが、これら薬剤の長期服用による消化器障害や顎骨壊死リスクの上昇など無視できない副作用が数多く報告されている。このような状況下で、唯一有効とされている方法が低用量ドキシサイクリン（Subantimicrobial Dose Doxycycline: SDD）の内服である。ドキシサイクリンはテトラサイクリン系の抗菌薬であるが、40mg/日という低用量での投与では抗菌活性は示されない。一方で、低用量ゆえに長期投与においても耐性菌発生の可能性が低く、MMPsの産生を抑制することで歯周組織破壊の防止効果が期待できる。2015年にアメリカ歯科医師会の評議委員が中心となりまとめたレビューでは、スケーリング・ルートプレーニング（SRP）時にSDDを併用することが、中等度の確実性をもって推奨されている[1]。

　IL-1やTNF-αといった炎症性サイトカインの発現に対し、モノクローナル抗体や改変受容体タンパク質を用いてこれを調節しようとする抗サイトカイン療法も、歯周治療への応用が期待されているものである。関節リウマチ（RA）は関節内の滑膜組織が異常増殖することにより関節炎と組織破壊が生じる疾患であるが、病変部における炎症性サイトカインをターゲットとして、サイトカイン療法が行われている。Mirrieleesら[2]は、RA患者では健常者と比べ歯周組織の炎症が顕著であること、また抗TNF-α抗体製剤による加療により、RA患者における唾液中のIL-1β、TNF-α、MMP-8量が有意に低下していたことを報告している。また40名のRA患者を対象に抗TNF-α抗体製剤（インフリキシマブ）による治療の有無と歯周病の臨床症状との関連を調べたPersら[3]の研究では、抗サイトカイン治療を実施した患者においてアタッチメントロスが少ないことが示された。RA治療におけるサイトカイン療法薬として、他にも可溶性TNF-α/LT-α受容体-ヒトIgGFc融合蛋白（エタネルセプト）や抗IL-6受容体抗体製剤（トシリズマブ）などが国内では用いられており、これらの薬にも歯周病の病状に良い影響をもたらす可能性があるのか否かは興味深いところである。また、違う形のサイトカイン療法としては、Martuscelliら[4]が実験的歯周炎を惹起させた動物モデルに、抗炎症性サイトカインであるIL-11を8週間投与することでアタッチメントロスが抑制されたことを示した例がある。

2 プロバイオティクス（Probiotics）

　プロバイオティクスは「適切な量を摂取した場合に宿主に有益な作用をもたらす生きた微生物」と定義される。以前は腸内細菌叢のバランスを改善させる細菌群が話題の中心であったが、最近では口腔咽頭・胃・尿路感染や心臓血管疾患、悪性腫瘍の治療などにもその応用が報告されている。プロバイオティクスに用いられる微生物は、伝統的な食品やヒト由来のものであることから、効果は緩やかであるものの安全性は

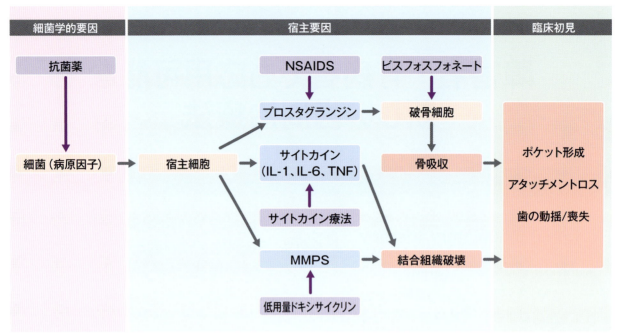

図1 宿主調整因子を用いた歯周基本治療（Carranza's Clinical periodontology より引用・改変）

表1 口腔内におけるプロバイオティクスの作用機序

口腔内におけるプロバイオティクスの作用機序
病原菌の生体硬組織・軟組織への付着阻害
細菌間の結合に対する競合的阻害
病原菌の代謝・栄養に関わる物質の競合的阻害
抗菌物質の産生
宿主免疫能の活性化
プラーク中 pH の改変

高く、耐性菌などの問題が生じる可能性が低いことから、疾患の予防目的で長期間摂食することにも適している。その意味で、障害者や有病者に対しても導入しやすい方法であるといえる。

歯周治療や予防を目的としたプロバイオティクスでは、表1にあるような作用機序により、病原細菌に抑制的に働くことを期待して実施される。これまでの研究では、主に乳酸菌含有のタブレットやガムを用いてその効果の検討がなされている。国外では、Lactobacillus reuteri 製剤〈Gum PerioBalance（Sunstar）、ProDentis（BioGaia）〉を歯周病患者に臨床適応した報告がある。Krasseら[5]は中等度～重度の歯周炎患者を対象に、口腔清掃指導に併用してL. reuteri 製剤を2週間摂取させたところ、L. reuteri 摂取群ではプラセボ群と比較して有意に歯肉の炎症（GI）が改善していた。また、慢性歯周炎患者を対象にスケーリング・ルートプレーニング（SRP）を行い、その後L. reuteriの錠剤を3週間摂取させたVivekanandaら[6]の報告では、SRP単独の場合と比較して、L. reuteri 錠併行摂取群ではポケット深さ（PD）やアタッチメントレベルなどの臨床的パラメータの有意な改善や、Aggregatibacter actinomycetemcomitans や Porphyromonas gingivalisといった歯周病原細菌の有意な減少が認められている。さらに興味深いことに、L. reuteri 錠摂取のみの群とSRPのみ実施群で比較すると、前者の方でプラークの付着や歯肉の炎症状態により良い改善が認められている。

最近では、Tekceら[7]がSRP後にL. reuteri 製剤を

3週間摂取させ、その後、約1年間の経過を観察している。その結果、SRPのみの群と比較してL. reuteri錠を併行摂取した群では観察期間を通じて有意に高い臨床的パラメータ（PD、BOP等）の改善が認められ、歯周外科手術が必要とされる部位が有意に減少していたと報告している。高齢者や有病者では全身状態の問題から外科治療の適用が困難であることも多く、プロバイオティクスの応用によりこの問題を解消することができれば大きなメリットとなる。また歯周基本治療の患者を対象に行った研究の多くは、1日2回、3週間の摂取をさせているが、12週間と長期にわたる摂取を行った場合でも副作用は認められていない（Teughels et al.）[8]。

わが国においては、ボランティアを対象にLactobacillus salivariusを含む製剤を摂取させ、その効果を検討した報告がある。松岡ら[9,10]は87名の被験者にL. salivariusを含む錠菓を12週間服用させたところ、歯肉縁下プラーク中のP. gingivalis量が有意に減少し、摂取を中止すると菌数が増加したことを報告している。この際、P. gingivalisとL. salivariusの菌数の関係は逆相関の傾向があったことから、L. salivariusがバイオフィルムを形成しているプラークに移行し、プロバイオティクスとして作用していたと考察している。また、L. salivarius製剤をボランティアに8週間摂取させた研究（Shimauchi et al.[11]、Mayanagi et al.[12]）では、服用後4週目において、歯肉縁下プラークの総量に変化はないものの、歯周病原細菌5種の総量には有意な減少が認められた。また喫煙者のみにではあるが、臨床的パラメータの改善も認められている。

プロバイオティクスの作用は細菌種によって効果の有無やその作用機序が異なると考えられている。研究はまだ途上であるが、RCTを含む介入研究から臨床的パラメータやバイオマーカーに改善が示されており、今後、発展する可能性のある分野と考えられる。

参考文献

1) Smiley CJ, Tracy SL, Abt E, Michalowicz BS, John MT, Gunsolley J, Cobb CM, Rossmann J, Harrel SK, Forrest JL, Hujoel PP, Noraian KW, Greenwell H, Frantsve-Hawley J, Estrich C, HansonN：Systematic review and meta-analysis on the nonsurgicaltreatment of chronic periodontitis by means of scaling and root planing with or without adjuncts. J Am Dent Assoc 146(7)：508-524, 2015.
2) Mirrielees J, Crofford LJ, Lin Y, Kryscio RJ, Dawson DR 3rd, Ebersole JL, Miller CS：Rheumatoid arthritis and salivary biomarkers of periodontal disease. J Clin Periodontol 37(12):1068-1074, 2010.
3) Pers JO, Saraux A, Pierre R, Youinou P：Anti-TNFalphaimmunotherapy is associated with increased gingival inflammation without clinical attachment loss in subjects with rheumatoid arthritis. J Periodontol 79(9)：1645-1651, 2008.
4) Martuscelli G, Fiorellini JP, Crohin CC, Howell TH：The effect of interleukin-11 on the progression of ligature-induced periodontal disease in the beagle dog. J Periodontol 71(4)：573-578, 2000.
5) Krasse P, Carlsson B, Dahl C, Paulsson A, Nilsson A, Sinkiewicz G：Decreased gum bleeding and reduced gingivitis by the probiotic Lactobacillus reuteri. Swed Dent J 30(2):55-60, 2006.
6) Vivekananda MR, Vandana KL, Bhat KG：Effect of the probiotic Lactobacilli reuteri (Prodentis) in the management of periodontal disease: a preliminary randomized clinical trial. J Oral Microbiol 2, 5344, 2010.
7) Tekce M, Ince G, Gursoy H, Dirikan Ipci S, Cakar G, Kadir T, Yılmaz S：Clinical and microbiological effects of probioticlozenges in the treatment of chronic periodontitis：a 1-year followupstudy. J Clin Periodontol 42(4)：363-372, 2015.
8) Teughels W, Durukan A, Ozcelik O, Pauwels M, Quirynen M, Haytac MC：Clinical and microbiological effects of Lactobacillusreuteri probiotics in the treatment of chronic periodontitis：a randomized placebo-controlled study. J Clin Periodontol 40(11)：1025-1035, 2013.
9) 松岡 隆史, 菅野 直之, 瀧川 智子, 高根 正敏, 吉沼 直人, 伊藤 公一, 古賀 泰裕：Lactobacillus salivarius TI2711(LS1)の服用によるヒト歯肉縁下プラーク中の歯周病原菌抑制効果. 日歯周誌 48(4)：315-324, 2006.
10) 松岡 隆史, 中西 睦, 相場 勇志, 古賀 泰裕：Lactobacillus salivarius TI2711によるPorphyromonas gingivalis殺菌の作用機序の解明. 日歯周誌 46(2)：118-126, 2004.
11) Shimauchi H, Mayanagi G, Nakaya S, Minamibuchi M, Ito Y, Yamaki K, Hirata H：Improvement of periodontal condition by probiotics with Lactobacillus salivarius WB21: a randomized, double-blind, placebo-controlled study. J Clin Periodontol 35(10)：897-905, 2008.
12) Mayanagi G, Kimura M, Nakaya S, Hirata H, Sakamoto M, Benno Y, Shimauchi H：Probiotic effects of orally administered Lactobacillus salivarius WB21-containing tablets on periodontopathic bacteria: a double-blinded, placebo-controlled, randomized clinical trial. J Clin Periodontol 36(6)：506-513, 2009.

歯周治療後の定期管理

須田 智也

　歯周組織を良好な状態で長期間にわたり維持するためには歯周治療後も定期的な管理が必要である。アメリカ歯周病学会は患者自身のセルフコントロールを支援する方法が不可欠なものとして1989年にメインテナンスをSupportive Periodontal Therapy（SPT）と定義した。このSPTは歯周治療によって得られた健康な歯周組織の状態を継続して維持し、歯周炎の再発を最小限にすること、そして定期的に管理することで歯の喪失を防ぐこと、必要に応じて適宜治療を行えるよう管理下に置くことを目的としている。日本歯周病学会では、歯周ポケットは3mm以下、プロービング時に出血が無い、歯の動揺は生理的範囲内である状態を「治癒」として、また歯周治療後も病状が安定している4mm以上の歯周ポケット、根分岐部病変や歯の動揺が認められる状態を「病状安定」として、それぞれの状態に対して行う歯周組織を長期間維持するための定期的な健康管理を、メインテナンス、サポーティブペリオドンタルセラピーとしている[1]。特に歯周炎によって骨吸収が進行している場合、歯周治療後も歯の動揺や根分岐部病変などにより4mm以上の歯周ポケットが残存してしまうことがある。これらの部位を管理していく上で歯周治療後の定期管理は非常に重要になってくる。

　歯周治療を行うことは歯の喪失を防ぐ上で有効である（表1）。しかしながら、歯周治療を行うだけでなく、その後の定期管理が必要不可欠であることが過去の文献からも示されている。

　歯周治療後にメインテナンスを受けなかった場合には、プラークコントロールや歯肉の炎症状態の悪化が認められ、結果的に歯周ポケットが再び深くなり、アタッチメントロスも生じる（図1）[2]。またメインテナンスを行わなければ、どのような治療をしたとしても歯周病の再発、悪化が生じ[3]、反対に歯周治療後に適切なメインテナンスを行うことでその治療術式に関わらず歯周組織状態を維持することが可能であることが示されている[4]。つまり、歯周治療後の定期管理が歯周組織の維持、安定させる上で大きく影響していることがわかる。

　細菌性プラークによって歯肉炎が発症し、そのプラークを除去することで歯肉の炎症は改善する。また個体差はあるが、アタッチメントロスが起こるには必ずその前に歯肉の炎症症状が先行しているという事実は歯周病の原因がプラークであるということを示している。したがって、プラークコントロールによって歯肉の炎症反応を取り除き、歯肉の健康状態を維持することがもっとも効果的な方法であると考えられる。このためには患者自身のセルフケアによる口腔管理が必要不可欠であるが、すべての患者がこれを達成できるとは限らず、また個人によって歯周病の感受性も異なる。したがって、個々の患者に合わせた定期的な専門家による口腔ケアが必要となってくる。メインテナンス時における個々の患者に対する歯周病のリスク評価としては、残存歯周ポケット、BOPの有無、残存歯槽骨量や残存歯数、全身疾患や遺伝性疾患の有無、生活習慣、生活環境などから総合的に判断していく必要がある。この中でもBOPや残存歯槽骨量、残存歯数、喫煙習慣といったものがより歯の喪失や歯周炎の再発に対して高リスクとなりうるが、患者自身がメインテナンスに応じるかどうかというのも一つの大きな要因となる[5]。メインテナンスの間隔に関しては明確な決まりはないため、上記のリスク評価から歯科医

表1 歯周治療の有無による年間喪失歯数

		被験者数(人)	観察期間(年)	年間喪失歯数(本)
歯周治療無し	Löe et al. 1986	480	15	0.1 – 0.3
	Becker et al. 1979	29	1.5 – 9.6	0.61
歯周治療有り	Hirschfeld&wasserman 1978	600	22	0.08
	McFall 1982	100	19	0.14
	Wood et al.1989	63	13.6	0.1
	Tonetti et al. 2000	273	5.6	0.4
	König et al. 2002	142	10.5	0.07
	Fardel et al. 2004	100	9.8	0.04
	Faggion et al. 2007	198	11.8	0.11
	中里ら[7] 2015	320	5.2	0.14

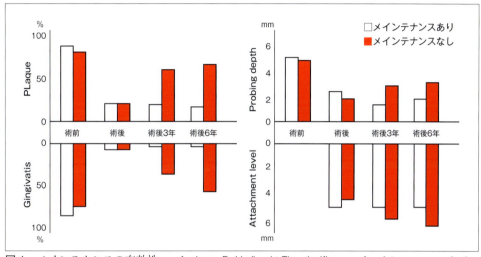

図1 メインテナンスの有効性　Axelsson P, Lindhe J：The significance of maintenance care in the treatment of periodontal disease. Journal of clinical periodontology. 8(4)：281-94, 1981. より引用・改変

師、歯科衛生士自身が判断していく必要がある。歯肉縁下のデブライドメントを行うことで歯周病原細菌は減少するが、一定期間を過ぎると再び同じ細菌叢を形成することが分かっており、個人差はあるがおよそ4～8週で元の状態に戻るといわれている[6]。これらのことを踏まえたうえで一般的には3～4カ月間隔を基本として、3～6カ月の範囲で行われることが多い。

メインテナンス時に行う内容としては、全身疾患、生活習慣の状態や常用薬、歯周組織の状態やカリエスの有無、咬合状態の確認を行い、口腔衛生状態を評価する。これらの検査の後、必要に応じてSRPや咬合調整などの治療、口腔衛生指導、PMTCを行い、次回の来院日について決めるという流れとなる。長期的な歯周組織の健康維持のためには患者自身によるセルフケアと歯科医師、歯科衛生士のプロフェッショナルケアとの両方が必要であるが、これらを実施するためには患者さんのコンプライアンスが不可欠となってくる。したがって、患者自身のブラッシングの状態を確認するとともに、絶えずメインテナンスに応じてもらえるようにモチベーションを維持させることが歯周組織を安定させるための重要な鍵となってくる。

参考文献
1) 日本歯周病学会編：歯周病の診断と治療の指針2007, 2007.
2) Axelsson P, Lindhe J：The significance of maintenance carein the treatment of periodontal disease. Journal of clinicalperiodontology 8(4)：281-294, 1981.
3) Nyman S, Lindhe J, Rosling B. Periodontal surgery in plaque-infected dentitions. Journal of clinical periodontology 4(4)：240-249, 1977.
4) Rosling B, Nyman S, Lindhe J, Jern B：The healing potential of the periodontal tissues following different techniques of periodontal surgery in plaque-free dentitions. A 2-year clinical study. Journal of clinical periodontology 3(4):233-250, 1976.
5) 三辺正人, 他：重度歯周炎患者の歯周治療の予後に影響を及ぼす患者レベルのリスク因子分析. 日歯周誌 55(2)：170-182, 2013.
6) Magnusson I, Lindhe J, Yoneyama T, Liljenberg B：Recolonization of a subgingival microbiota following scaling in deep pockets. Journal of clinical periodontology 11(3)：193-207, 1984.
7) 中里昭仁, 他：歯周病患者における適切なSPT間隔. 第58回日本歯周病学会周期学術大会, 2015.

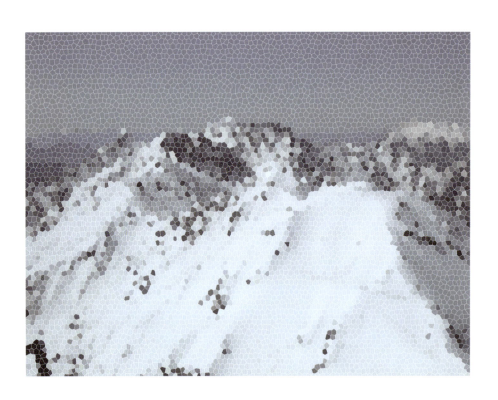

第5章

障害者・有病者に対する歯周治療（症例）

第5章　障害者・有病者に対する歯周治療（症例）

遺伝性疾患①
パピヨン・ルフェーブル症候群
(Papillon-Lefèvre syndrome)

梅田　誠

　掌蹠角化症と乳歯列期からの急速な歯周組織破壊を特徴とする。常染色体劣性遺伝。100万人に1〜4名の頻度で認められる。乳歯だけでなく永久歯も萌出直後、高度の歯周組織破壊に至り脱落し予後不良とされてきたが、歯周治療に成功した報告もある。

患者：6歳（初診時）
主訴：歯肉がいつも腫れてなおらない
障害名：パピヨン・ルフェーブル症候群
既往歴：2歳くらいからおできができやすい（ピンポン球大）、扁桃腺が腫れやすく40℃くらい熱が出る。
現病歴：2歳半ごろ歯科検診で歯肉の発赤を指摘される。近医（小児歯科医）を受診したが某大学病院に紹介され3年間治療を受けるも歯肉の腫脹はおさまらず、その間継続的に投薬を受け（ペリオクリンおよびビタミンA製剤、cefalexinの服用）11歯を抜歯したが症状が改善せず、6歳直前に受診した。
現症：
残存歯
　　EC｜　EDC｜　｜12
口腔内所見
　残存乳歯の歯周ポケット深さはC｜を除いて5〜8mmであり、動揺度は2〜3度、歯肉の発赤、腫脹がみられた（**図1**）。C｜および｜12はポケットの深さは3mm以下であった（**表1**）。
エックス線所見
　E｜ EDC｜において高度な歯槽骨の吸収がみられた（**図2**）。
細菌学的所見
　Aggregatibacter actinomycetemcomitans および *Tannerella forsythia* が検出された（細菌培養法）。*A. actinomycetemcomitans* に対する血清IgG抗体価も高値を示した。
その他の所見
　手足の過角化が認められた（**図3**）。
治療計画：歯周病罹患乳歯の抜歯による歯周病原細菌の感染源の除去。
　厳密な口腔清掃指導及び短い間隔の術者による口腔清掃による、歯周病原細菌の再感染を防止。定期的に細菌検査を行い、歯周病原細菌をモニターし、早期の抗菌薬投与による細菌の排除。
治療経過：深い歯周ポケットを有する残存乳歯 E｜および EDC｜を抜歯。前後して 6｜6、621｜、｜6 が萌出。
　炎症の兆候が少しでもみられるとエリスロマイシンを投与し、1年間は安定した状態であったが、最後の残存乳歯 C｜において5mmの歯周ポケットがみられたことから抜歯。
　8歳時、｜12 において発赤および3〜4mm程度の歯周ポケットがみられたことから（**図4**）ミノサイクリン塩酸塩を投与したが、改善しなかったため 21｜12 においてフラップ手術を行った。また、｜6 において深い歯周ポケットが形成されたため、フラップ手術を行ったが再発、さらに全顎的に炎症および急激な歯周組織破壊を示した。また、局所から歯周病原細菌 *T. forsythia* が検出された。
　患者の唾液および家族の唾液サンプルから細菌検査を行ったところ、歯周病原細菌が検出された。ミノサイクリン塩酸塩の全身投与や局所投与を行ったが、十分な効果が得られなかった（**図5**）ことから10歳時、レボフロキサシン投与（200mg 分3、4週間）。さらに家族（父親）の歯周治療を行って、家族内感染を防ぐことで、口腔内から歯周病

第5章 ❶── 遺伝性疾患① パピヨン・ルフェーブル症候群（Papillon-Lefèvre syndrome）

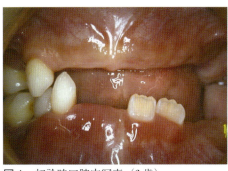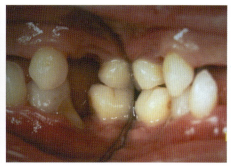

図1　初診時口腔内写真（6歳）

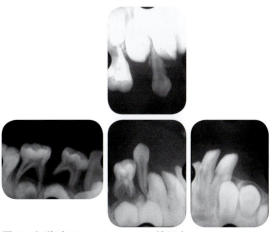

図2　初診時デンタルエックス線写真

表1　初診時のプロービング深さ　赤字はBOP（＋）

動揺度						0			0												
PPD (BOP) (B)						4	5	2	2	2	2										
PPD (BOP) (P)						5	4	2	2	2	2										
						E	D	C				1		2							
PPD (BOP) (L)					5	6	3	2	6	3	5	5	5	2	2	2	2	2	2		
PPD (BOP) (B)					3	6	8	4	4	4	8	8	9	3	3	3	3	3	3		
動揺度						0		0		0				0		0					

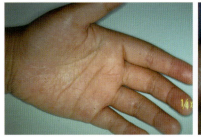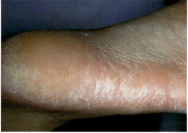

図3　手足の写真　掌蹠角化症が認められる。

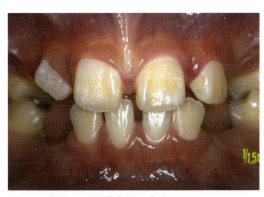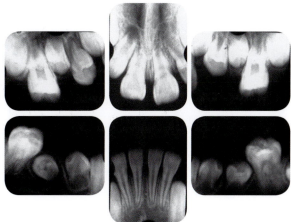

図4　8歳時　下顎前歯部の炎症

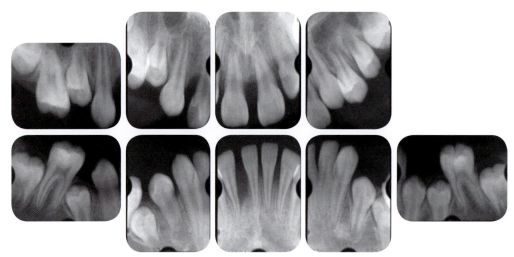

図5　9歳時　急激な歯周組織破壊

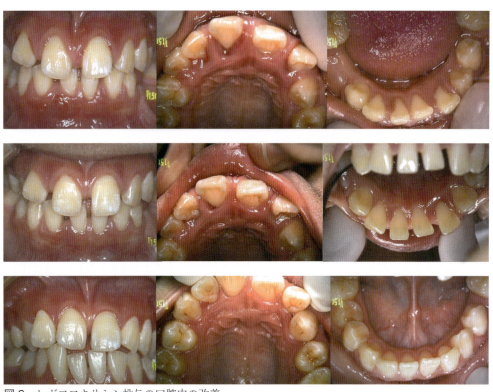

図6　レボフロキサシン投与の口腔内の改善
　　　（上）10歳時　レボフロキサシン投与前　2|近心ポケット9mm　（中）（レボフロキサシン投与1カ月後）
　　　（下）（レボフロキサシン投与1年4カ月後）

原細菌が取り除かれ、歯周組織破壊がおさまった（図6、7）。父親から T. forsythia が検出、パピヨン・ルフェーブル症候群患者からは、1998年4月 T. forsythia が検出されたが、以降6月、7月、10月、2000年2月検出されず安定した状態を維持している。また、A. actinomycetemcomitans に対する血清IgG抗体価も低下した。

　その後、口腔清掃を2～3週おきに行い、16歳時において歯周組織の改善がみられ、良好な経過がみられる（図8、4mm以上の歯周ポケットは存在せず）。その後、24歳までメインテナンスを

行い、歯周組織は安定して推移している（図9、10）。

　易感染性のパピヨン・ルフェーブル症候群患者において細菌感染に対するコントロールは特に重要であると考えられる。また、ひとたび感染したらそれを徹底的に取り除くことが必要であると考えられる。

　今回治療を行ったパピヨン・ルフェーブル症候群患者は、初診時において A. actinomycetemcomitans が細菌検査から検出されたが、レボフロキサシン投与前においては検出されていない。歯周ポ

第5章 ❶ ── 遺伝性疾患① パピヨン・ルフェーブル症候群(Papillon-Lefèvre syndrome)

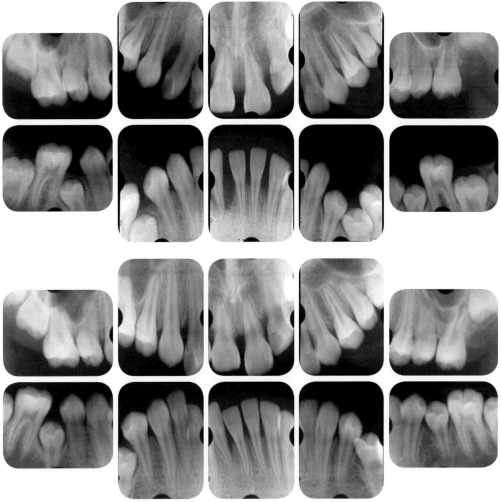

図7　レボフロキサシン投与後の歯槽骨の改善
　　　(上)レボフロキサシン投与前　エックス線写真　(下)レボフロキサシン投与1年4カ月後　エックス線写真

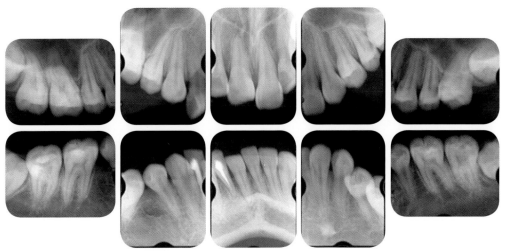

図8　16歳時　エックス線写真

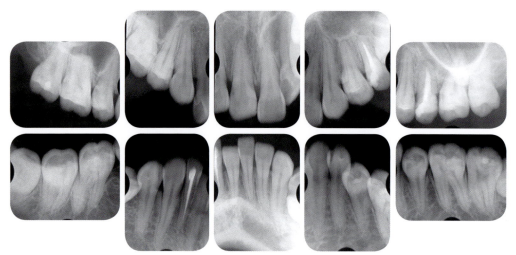

図9　23歳時　エックス線写真

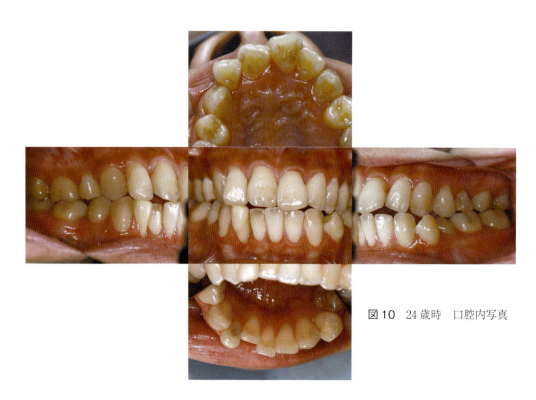

図10　24歳時　口腔内写真

ケットおよび唾液から同菌が検出されなくても、同菌が組織内で病巣を形成して存在する可能性もある。ニューキノロン系のレボフロキサシンは同菌に対して殺菌的に働き、投与前の同菌に対する血清IgG抗体価は高かったが、投与後は低下しており、患者の病的組織内の *A. actinomycetemcomitans* を効果的に除去した可能性を裏付けている。

　難治性のパピヨン・ルフェーブル症候群患者において歯周病原細菌を検出し、モニターしながらそれを取り除き、家族の歯周治療を行い家族からの感染を防ぐことによって、歯周組織破壊を防ぐことができた。

参考文献

1) Ishikawa I, Umeda M, Laosrisin N. Clinical, bacteriological and immunological examinations and the treatment process of 2Papillon-Lefevre syndrome patients. Journal of Periodontology 65(4): 364-371, 1994.
2) Boutsi EA, Umeda M, Nagasawa T, Laosrisin N, Ishikawa I. Follow-up of two cases of Papillon-Lefevre syndrome and presentation of two new cases. International Journal of Periodontics & Restorative Dentistry 17:335-347, 1997.
3) Thiha K, Takeuchi Y, Umeda M, Huang Y, Ohnishi M, IshikawaI. Identification of periodontopathic bacteria in gingival tissue of Japanese periodontitis patients. Oral Microbiol Immunol 22 : 201-207, 2007

遺伝性疾患②
エーラス・ダンロス症候群
(Ehlers-Danlos Syndrome)

小松 知子

エーラス・ダンロス症候群と歯周病

エーラス・ダンロス症候群は多くが常染色体優性遺伝であり、コラーゲンや細胞外マトリックスの遺伝子の変異が関連し、それらタンパク質の合成異常をきたす疾患である。皮膚の過伸展があり、弾力性に富む。また、皮膚の脆弱性のため、外力により裂けやすく創傷治癒の遅延がみられ、血管の脆弱による易出血、関節の弛緩などの症状を呈する。遺伝性および臨床症状により6種類の病型に分類されている。タイプにより重篤な広汎性歯周炎が出現し、永久歯の早期喪失がおこる。

患者：18歳、男性
障害名：エーラス・ダンロス症候群、知的能力障害、水腎症（術後）のため左腎機能低下、臍ヘルニア術後、両足関節固定術術後
主訴：定期的な口腔衛生管理を希望
全身既往歴：3歳時に水腎症、4歳時に臍ヘルニア、5歳時に両足関節固定術の手術を受けた。
口腔既往歴：某こども医療センター歯科に8歳時、17歳時にう蝕治療のため受診しているが、継続的な口腔衛生指導、管理は受けてこなかった。18歳時の学校検診で不正咬合を指摘され、歯科矯正治療を希望して同センターを受診したが、歯周病の進行があり断念した。その後、同センターにおける年齢制限から当科での継続的な口腔衛生管理を希望し、紹介された。

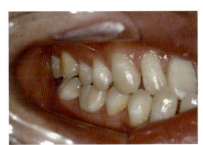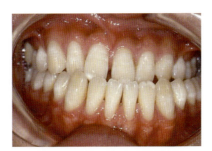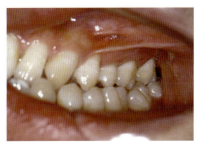

図1　初診時（18歳）の口腔内写真

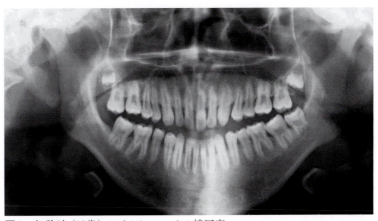

図2　初診時（18歳）のパノラマエックス線写真

表1 初診時（18歳）の歯周病検査結果　赤字はBOP（+）

動揺度		0			0			0			1			1			1	
PPD(BOP)	(B)	3 3 3	3 3 3	3 2 3	2 3 3	3 4 4	3 4 4	4 4 4	4 3 3	3 3 3	3 3 3	3 3 3	5 5 2	3 3 3	3 3 3	3 2 2	3 3 3
	(P)	5 5 4	3 4 4	4 3 4	3 4 3	3 4 4	3 3 3	3 3 3	2 3 2	3 2 3	3 2 3	3 3 3	3 3 3	3 3 3	3 3 3	3 3 3	5 4 4 3
		8	7	6	5	4	3	2	1	1	2	3	4	5	6	7	8
PPD(BOP)	(L)	5 3 3	4 4 3	3 3 3	3 3 3	3 2 3	3 2 1	2 3 3	2 3 2	3 2 3	3 2 3	3 2 3	3 3 3	3 3 3	3 3 3	3 3 3	3 3 3
	(B)	4 4 4	3 3 3	3 3 3	3 3 3	2 4 2	2 3 3	2 3 2	2 3 2	2 3 2	3 2 3	3 3 3	3 4 3	3 3 3	3 2 3	2 4 3	3 4 3 4
動揺度		1	0	1	1	1	1	1	1	1	1	1	0	1	0	0	1

現症：

全身所見
身長156.2cm、体重60kg、BMI指数24.6（正常）

局所所見
　プラークコントロール不良で、全顎的に歯肉の発赤を認め、下顎前歯部を中心にプラークの付着が多く、下顎前歯舌側を中心に歯肉縁上、縁下歯石の沈着を認めた。左側が咀嚼側になることが多く、右側へのプラークの停滞が認められた。上唇・上顎頬小帯が高位に付着し、一部の歯冠にエナメル質形成不全を認めた。7̲｜は近心傾斜し、反対咬合である。う蝕はない（図1）。全顎的な歯槽骨の水平的吸収を認め、5̲｜、7̲｜に歯根膜腔の拡大、5̲6̲7̲、6̲｜に歯槽硬線の肥厚、7̲｜遠心、｜4および｜7の近心、｜7近心、｜7近遠心に垂直性骨欠損、｜7に近心傾斜を認めた。上顎両側大臼歯はタウロドントであった。8̲｜は欠損し、｜7は萌出中であり8̲｜、｜8は埋伏していた（図2）。PPDはBOPを伴い4～5mmと深い傾向にあり、上下顎前歯部および小臼歯部で動揺がみられた（表1）。PCRは37.5％であった。

診断名：遺伝性疾患に伴う歯周炎

治療経過：

歯周基本治療
　患者は軽度の知的能力障害もあり、十分なセルフケアは行えないが、染め出しにより磨き残しの部分を示すことで、その着色部分の汚れを、鏡を見ながら落とすことは可能である。しかし、指示や指標のない単なる歯磨きでは磨き残し部分が多くなるため、絵カードを使用して順番を決めて磨くことを指導した。それによりセルフケアでPCRも30.3％まで改善した。歯ブラシの挿入方法なども絵カードを使用して繰り返し本人へ指導を行い、ホームケアのモチベーションを維持した。本疾患はコラーゲンや細胞外マトリックスタンパク遺伝子の変異が関連し、歯周組織の脆弱性が問題となる。このような疾患特性から歯周外科治療は再付着能の低下などによる治癒の遅延や不良が予測されるため、全顎のスケーリング・ルートプレーニングによる歯周基本治療を主体とした非外科的歯周治療による歯周組織の安定化を図った。治療への協力は得られたため、治療は通法で行った。動揺歯に対して、側方運動時の干渉除去のため作業模型を作製し、咬合状態を確認しながら、慎重に咬合調整を2回に分けて行った。

再評価
　プラークの付着量の減少、歯肉腫脹の減少がみられる。咬合調整により外傷性咬合も改善された。依然、上下顎右側臼歯部および下顎左側臼歯部でBOPを伴う4mmのPPDと動揺を認めた（表2）が、初診時と比較するとPPDは改善している。しかし、PPDの改善が十分に認められなかった理由としては、本疾患の影響が大きいと考えられた。

SPT・メインテナンスと経過
　その後、母の体調不良により来院が困難となることもあったが、約3、4カ月の来院間隔でスケーリング、PMTCによりSPTを行っている。28歳時に｜8は頬側転位し、歯磨き困難なことから抜歯した。PCRは26.0％まで改善された（図3）。3̲｜、｜3の近心で歯根膜腔の拡大、歯槽硬線の肥厚があり、5̲｜遠心および｜7近心傾斜部分には垂直的骨欠損を認めるが、｜4および｜7の近心、｜7近遠心の骨吸収は改善された（図4）。BOPのみられる部位も減少した。依然として右側臼歯部を中心に4mmのPPDを認め、動揺もあるが、悪化傾向はなく安定している（表3）。

第5章 ❷──遺伝性疾患② エーラス・ダンロス症候群(Ehlers-Danlos Syndrome)

表2 再評価時(19歳)の歯周病検査結果　赤字はBOP(＋)

動揺度			0			0			0			1			1			1			1			1			1			0			1			1			0			0		
PPD (BOP)	(B)		3	3	2	2	3	3	2	3	3	3	3	2	4	3	2	4	3	2	4	3	2	3	3	2	3	3	3	3	3	3	2	4	2	2	3	3	3	3	2	3	2	3		
	(P)		4	4	4	3	4	3	3	4	3	3	4	3	3	2	3	3	2	3	3	2	3	3	3	3	3	3	3	2	3	3	3	3	4	3	3	3	3	4	3	4	3			
		8		7			6			5			4			3			2			1			1			2			3			4			5			6			7			8
PPD (BOP)	(L)		3	4	3	3	4	3	3	3	2	3	2	3	2	3	2	3	2	3	2	3	2	3	3	3	3	3	2	3	3	2	3	3	3	3	4	3	3							
	(B)		3	2	4	3	2	3	2	2	2	3	3	2	3	2	3	2	3	3	2	3	2	3	2	3	2	3	2	3	3	2	2	3	3	2	3	3	2	3	2	3	3	3	2		
動揺度			1			0			1			1			1			1			1			1			1			1			0			1			0			0			0		

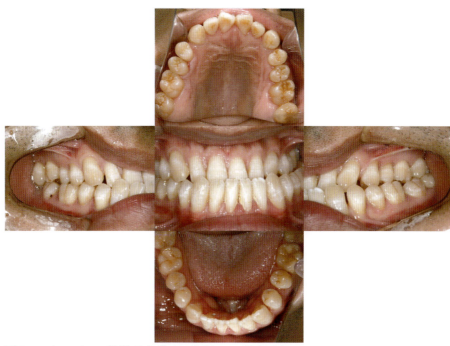

図3 メインテナンス経過19年後(37歳時)の口腔内写真

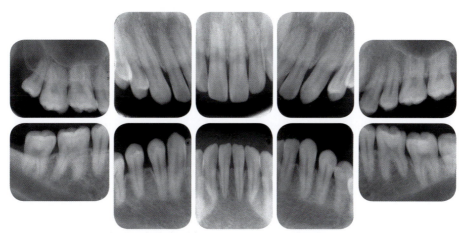

図4 メインテナンス経過19年後(37歳)のデンタルエックス線写真

表3 メインテナンス経過19年後(37歳)の歯周病検査結果　赤字はBOP(＋)

動揺度		0			0			0			1			1			1			1			1			1			0			1			1			0			0			
PPD (BOP)	(B)	2	2	3	3	3	3	2	3	3	2	2	3	3	2	4	3	2	4	3	2	4	3	2	2	3	3	3	3	3	3	2	3	2	4	2	2	2	3	2	2	2	2	3		
	(P)	4	4	4	4	4	3	3	3	3	3	3	3	3	2	3	3	2	3	3	2	3	3	3	3	3	3	3	3	3	3	3	3	3	3	3	3	3	3	4	3	4	3			
	8		7			6			5			4			3			2			1			1			2			3			4			5			6			7			8	
PPD (BOP)	(L)		3	4	3	4	3	3	3	2	3	2	3	2	3	2	3	2	3	2	3	2	3	2	3	2	3	2	3	2	3	2	3	2	3	2	3	3	3	3						
	(B)		2	2	4	2	2	2	2	2	1	2	2	2	2	2	2	2	3	1	3	2	3	2	3	2	3	2	3	2	4	2	3	1	3	1	3	1	2	1	3	2	3	2	3		
動揺度			0			0			1			1			1			0			1			1			1			1			0			1			0			0			0	

障害別①
知的能力障害（1）
－ヌーナン症候群（Noonan Syndrome）－

中村 全宏

　ヌーナン症候群は、1962年にアメリカの小児心臓医であるJacqueline Noonanが報告した疾患である[1]。遺伝子の先天的な異常によって、特徴的な顔貌、先天性心疾患、低身長、胸郭異常、知的能力障害などを示すRASopathiesに属する常染色体優性遺伝性疾患である。海外の報告では出生1,000～2,500名に1人という報告がある。日本では10,000人に1人程度と考えられているが不明である。多くは正常な遺伝子をもつ両親の子供に自然発症の突然異変によって予期せず起こる散発例である。

　ヌーナン症候群は主要な臨床症状により診断されるが、臨床症状が大変広いこと、また顔貌などの特徴が年齢を経て変化していくため臨床診断に苦慮することもある。ヌーナン症候群の診断基準の中でほぼ全例に認められるのは特異的顔貌である。その特異的顔貌とは、広く高い前額部、眼間開離、眼瞼下垂、内眼角贅皮と外側に向けて傾いた低位耳介である。心臓の所見では、肺動脈弁狭窄、閉塞性肥大型心筋症や特異的な心電図所見がある。特に4歳以前の肥大型心筋症はヌーナン症候群類縁疾患を疑う指標となる。

　鑑別診断が必要なのはRASopathiesに属する常染色体優性遺伝性疾患として、コステロ症候群とCFC（cardio-facio-cutaneous）症候群が挙げられる。コステロ症候群は、長い睫毛、ふっくらした頬、大きな口等の顔貌が特徴的である。摂食障害はほぼ必発。キアリ奇形を合併することがある。CFC症候群は、精神運動発達遅滞は中程度から重度で多彩な皮膚の症状を持つ[2]。

　歯科からの報告では、歯科的な所見や口腔ケア経験だけではなく、外科矯正症例、神経線維腫症、多発性濾胞性歯嚢胞の手術症例の報告がある。歯科所見と全身麻酔下での集中治療の報告はあるが、歯周病治療に関する文献は見当たらない。

患者：13歳（初診時）、女性

障害名：ヌーナン症候群、難治性てんかん、肥大型心筋症

主訴：乳歯がぐらぐらしているのでみてほしい

現病歴：1992年11月生まれ。在胎38週、出生時体重3,108g。仮死はなかったが、心雑音あり、哺乳不良。難治性てんかんと肥大型心筋症を指摘され、投薬治療を受けている。

服用薬：抗てんかん薬（リボトリール2.2mg、テグレトール280mg、エクセグラン240mg）、睡眠薬（サイレース2mg）、ビタミンB剤（アデロキザール280mg）。

現症：身長111cm、体重16.4kg、23歳

口腔内所見

　初診時の口腔内所見（**図1**）では、う蝕がなく、また抗てんかん薬による線維性歯肉増殖もなく歯周組織に異常所見はなかった。てんかんの重積発作や検査入院などが続き、継続的・計画的な歯科管理が困難であった。

　17歳時のころから、歯周ポケットが深くなり、歯肉炎がところどころにみられるようになった（**図2**）。

　20歳では、歯肉炎による発赤、歯肉退縮や下顎前歯部の歯肉乳頭部の仮性ポケットがみられたが、歯の動揺はみられなかった（**図3**、**表1**）。

　ところが22歳の受診時に、7̅に限局性の侵襲性歯周炎に、食いしばりによる咬合性外傷が加わって、大きく頬側に傾斜して、動揺がみられた（**図4**、**表2**）。エックス線画像では歯槽骨に垂直性の吸収がみられた。

第5章 ❸──障害別① ヌーナン症候群（Noonan Syndrome）

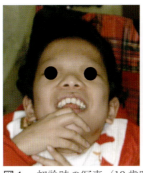
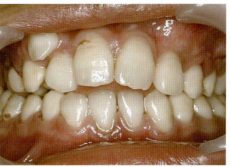

図1　初診時の写真（13歳時）

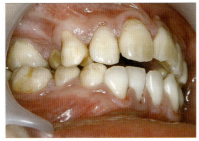
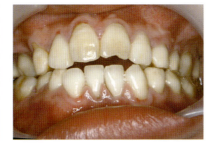
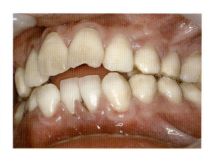

図2　17歳時の口腔内写真

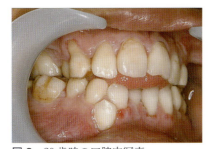
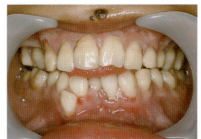
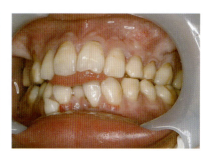

図3　20歳時の口腔内写真

表1　20歳時の歯周病検査　赤字はBOP（+）

動揺度		0	0	0	0	0	0	0	0	0	0	0	0	0	0	0
PPD (BOP)	×	4	3	3	4	4	2	2	2	2	2	4	3	4	4	5
	8	7	6	5	4	3	2	1	1	2	3	4	5	6	7	8
PPD (BOP)	4	5	4	3	3	4	3	4	4	4	3	4	3	5	5	4
動揺度	0	0	0	0	0	0	0	0	0	0	0	0	0	0	0	0

治療計画：全顎的に歯周病の進行がみられたので（図5）、スケーリングやSRPを可能な限り行った。さらに7┐の抜歯や21|‾1 の暫間固定が必要であった。

治療経過：23歳時には、限局性のものはみられないが、歯周病治療の継続的な管理が必要となっている（図6、表3）。

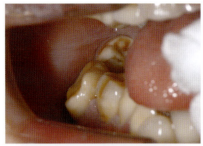
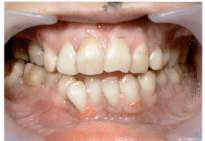
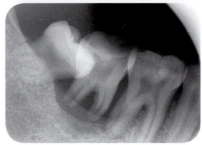

図4 22歳9カ月時の口腔内写真とエックス線写真

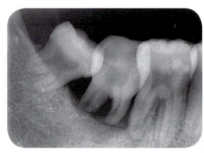

図5 22歳11カ月時のエックス線写真

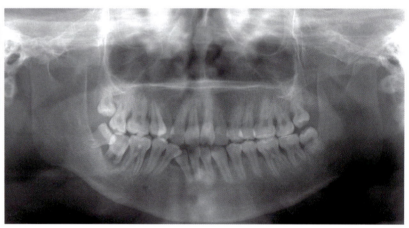

表2 22歳時の歯周病検査　赤字はBOP(+)

動揺度		0	0	0	0	0	0	0	0	0	0	0	0	0	1
PPD (BOP)	✕	4	3	3	3	3	2	2	2	2	4	3	4	4	4	5
	8	7	6	5	4	3	2	1	1	2	3	4	5	6	7	8
PPD (BOP)	5	10	8	3	3	✕	4	3	3	4	3	4	4	5	5	5
動揺度	0	2	1	0	0		0	0	0	0	0	0	0	0	0	0

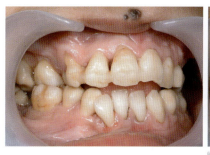
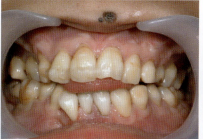
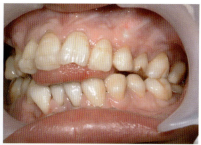
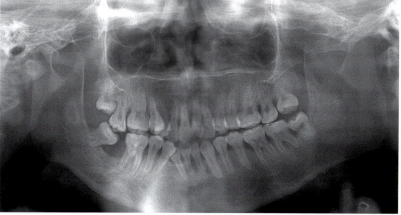

図6　23歳時の口腔内写真と
　　　パノラマエックス線写真

表3　23歳時の歯周病検査　赤字はBOP（+）　　　　T-Fix

動揺度		0	0	0	0	0	0	0	0	0	0	0	0	0	0	1
PPD (BOP)	×	4	3	3	3	3	2	2	2	2	4	3	4	4	5	6
	8	7	6	5	4	3	2	1	1	2	3	4	5	6	7	8
PPD (BOP)	5	×	7	3	3	×	4	3	3	3	3	4	4	4	5	6
動揺度	0		1	0	0	0	0	0	0	0	0	0	0	0	0	0

　本症例は、繰り返しの入院や体調不良によって、定期的な歯科受診が困難で、歯周病治療ガイドラインに沿った計画的な歯周病治療ができない症例である。今後も、歯周病が重症化しないように可能な限り管理が必要であると考えている。

参考文献

1) Noonan JA, et al.：Associated noncardiac malformation in children with congenital heart disease．J Pediatr 63:468-470：1963.
2) 青木洋子：Noonan 症候群・Costello 症候群・CFC 症候群．小児内科 47（10），1804-1807，2015.

障害別②
知的能力障害（2）
―ウィリアムズ症候群（Williams Syndrome）―

篠塚　修／楠本　康香／名取　文奈

患者：16歳、女性（身長145cm、体重42kg）
初診年月：2014年4月
障害名：ウィリアムズ症候群・軽度知的能力障害
主訴：う蝕治療のため東京医科歯科大学歯学部附属病院スペシャルケア外来に来院した。
既往歴：幼少期より発達遅滞を認め、11歳時にウィリアムズ症候群と診断された。軽度知的能力障害を伴っている。僧帽弁逸脱兼閉鎖不全があり、小児病院循環器内科で定期管理を受けている。現在服薬はない。
現病歴：2010年10月より当院矯正歯科にて矯正歯科治療を開始した。2014年3月にう蝕が見つかり当科に治療依頼となった。
現症：

口腔内所見

　食物残渣が多くみられ、歯列全体にプラークが付着していた。全顎的に歯肉の発赤、腫脹を認めた。現在歯数は28歯であった（図1）。う蝕症第2度を8歯に認めた．矯正用ブラケットを装着しているため正確な値ではないがO'Learyのプラークコントロールレコード（PCR）はほぼ100％であった。

エックス線所見

　う蝕様透過像を認めた。歯肉縁下歯石の沈着および骨吸収は認めなかった（図2）。

歯周病検査

　プロービングポケットデプス（PPD）は1〜3mm 57％、4〜6mm 43％であった。プロービング時の歯肉出血（BOP）は71％であった。いずれの歯にも動揺は認めなかった（表1）。

診断名：プラーク性歯肉炎
治療方針：治療方針としては口腔衛生指導によるプラークコントロールの向上、全顎の歯肉縁上スケーリングなどの歯周基本治療を行い、その後再評価することとした。

　歯周基本治療を行う前に、主治医に患者の心疾患の状態について照会を行った。主治医からの指示に従い、感染性心内膜炎の予防としてアモキシシリン（サワシリン）1.5gを観血的治療の1時間前に服用してから治療を行うこととした。

　矯正歯科治療で通院はしていたが、当科初診時には、体動や開口拒否などの抵抗を示したため、行動調整法としてTell-Show-Do法などを用い不安感を軽減することとした。またウィリアムズ症候群には聴覚過敏がみられることから、う蝕治療では5倍速コントラを使用し、音への対応を図ることとした。

治療経過：

歯周基本治療（2014年4月〜9月）

　1回目はブラッシング指導と数歯のスケーリングから開始した。ブラッシングは1日3回歯ブラシのみを使用して行っているとのことだったが、PCRはほぼ100％であった。患者は口腔衛生や清潔に対する理解が乏しく、患者のみでは十分なプラークコントロールの効果を望めなかったため、同伴して来院する保護者に対して、介助磨きの必要性を説明し、指導を行った。ブラッシング方法はスクラビング法を指導し、矯正用ブラケットを装着していることを考慮しワンタフトブラシの使用も併せて指導した。

　2回目にワンタフトブラシの歯肉への不適切な使用を認めたため、再度ワンタフトブラシの使用法を患者および保護者に指導した。

　3回目には患者自身によるワンタフトブラシの使用は困難と考えられたため、保護者のみにワンタフトブラシの使用法を指導した。

4回目には矯正歯科治療により歯列に空隙があることから、歯間ブラシとデンタルフロスの使用法を保護者に指導した。

プラークの染め出しは毎回行い、患者に除去すべきプラークを明示するとともに、除去したことにより達成感を感じ、意欲が増すようにした。また、自宅においても染め出しを行うように指導した。

その結果、9回目で全顎的な歯周基本治療とコンポジットレジン充填を完了することができた。

再評価（2014年9月）

口腔内所見

歯肉の発赤、腫脹を認める部位は著しく減少した。（図3）。初診時、腫脹した歯肉に被覆されて

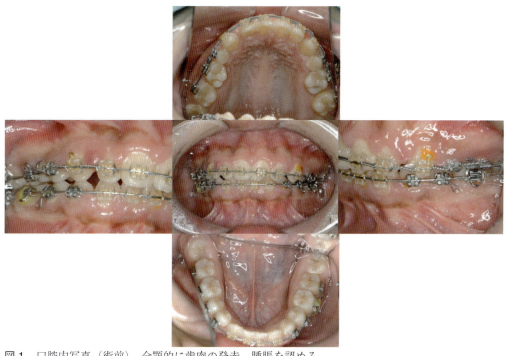

図1　口腔内写真（術前）　全顎的に歯肉の発赤、腫脹を認める。

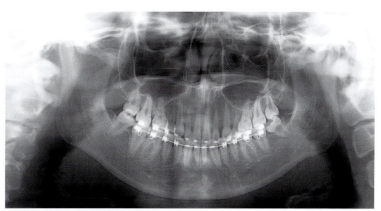

図2　エックス線写真（初診時）
　　　歯肉縁下歯石の沈着および骨吸収は認められない。

表1　歯周病検査（術前）　PPD 1〜3mm 57％、4〜6mm 43％。BOP 71％、赤字はBOP（＋）

動揺度	0	0	0	0	0	0	0	0	0	0	0	0	0	0	0	0
PPD (BOP)	3	3	3	4	4	4	3	4	4	4	4		4	4	4	3
	8	7	6	5	4	3	2	1	1	2	3	4	5	6	7	8
PPD (BOP)	3	3	3		3	4	4		3		4	4	3	3	3	3
動揺度	0	0	0		0	0	0		0		0	0	0	0	0	0

いた上顎右側犬歯歯頸部のう蝕も明視できるようになった。矯正用ブラケットを装着しているため正確ではないがO'Learyのプラークコントロールレコード（PCR）は30％程度であった。

歯周病検査

プロービングポケットデプス（PPD）は1～3mm 96％、4～6mm 4％、プロービング時の歯肉出血（BOP）は4％と初診時に比較して大幅に改善した。いずれの歯にも動揺は認めなかった（**表2**）。

以後、定期的に来院し、ブラッシング指導を中心とした口腔ケアを行っている

まとめと考察

ウィリアムズ症候群は特徴的な顔貌（妖精様顔貌）、知的能力障害、大動脈弁上狭窄などの心疾患、成長障害、人なつっこい性格を主徴とする7,500～20,000人に1人の稀な症候群である[1]。知的能力障害の程度にはばらつきがあるが、軽度（IQ60程度）が多いといわれている。心血管病変として3/4に大動脈弁上狭窄を伴い、成長に伴い悪化する傾向があり、心筋虚血、不整脈、突然死の危険が増すといわれる。その他に末梢性肺動脈狭窄、冠動脈狭窄、腎動脈狭窄などを認める。

本症例においては心疾患として、僧帽弁逸脱兼閉鎖不全を伴っていた。日本循環器学会の感染性心内膜炎の予防と治療に関するガイドライン（2008年改訂版）[2]によれば、弁逆流を伴う僧帽弁逸脱は感染性心内膜炎のハイリスク群とされている。このようなハイリスク群において抗菌薬の予防投与をしなくてはならない歯科手技は、出血を伴ったり、根尖を超えるような大きな侵襲を伴うものとされている。具体的には抜歯、歯周手術、スケーリング、インプラントの植え込みなどが含

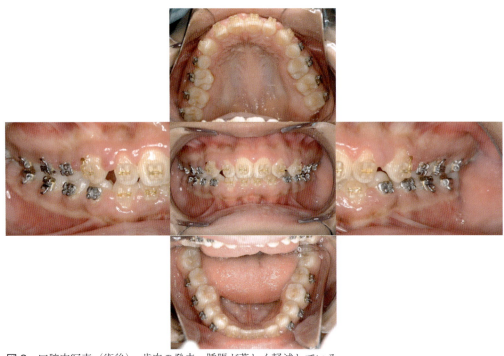

図3 口腔内写真（術後） 歯肉の発赤、腫脹が著しく軽減している。

表2 歯周病検査（術後） PPD 1～3mm 96％、4～6mm 4％。BOP 4％、赤字はBOP（＋）

動揺度	0	0	0		0	0	0	0	0	0	0	0		0	0	0
PPD (BOP)	3	3	3		3	4	3	3	3	3	3	3		3	3	3
	8	7	6	5	4	3	2	1	1	2	3	4	5	6	7	8
PPD (BOP)	3	3	3		3	3			3	3		3	3	2	3	3
動揺度	0	0	0		0	0			0	0	0	0	0	0	0	0

まれている。本症例においても主治医への対診を行い、観血的治療を行う前には抗菌薬の予防投与を行った。

ウィリアムズ症候群はほかの知的能力障害を伴う遺伝性疾患に比べ、不安・恐怖症の頻度が明らかに多く、特に大きな音に対する恐怖を抱くことが多いとされている。これは、ウィリアムズ症候群に聴覚過敏が多いことも関係していると考えられる[3]。そのため、本症例では歯科治療への順応を図るため、Tell-Show-Do法などの行動調整法や、不快な音を軽減するために5倍速コントラを使用するなどの工夫を行い、良好な結果を得ることができた。

一般的に知的能力障害のある患者においては、口腔清掃の意義の理解が困難であること、また手指の巧緻運動に障害を伴うことが多いことがプラークコントロールの自立が困難である理由として挙げられる。そのため、プラークコントロールには保護者の理解と協力が不可欠である。本症例においてもPCRの著しい低下には保護者による介助磨きの効果が大きいと考えられる。

今後は、歯科疾患の重症化を防ぎ、順応性を向上させるために、長期的かつ定期的な口腔管理が必要と考える。

参考文献
1) 野本たかと：Williams症候群．池田正一・黒木良和　監修，一般社団法人日本障害者歯科学会編，口から診える症候群・病気．第1版，14-15，口腔保健協会，東京，2012．
2) 日本循環器学会編：感染性心内膜炎の予防と治療に関するガイドライン（2008年改訂版）：http://www.j-circ.or.jp/guideline/pdf/JCS2008_miyatake_h.pdf
3) Leyfer O, Woodruff-Borden J, Klein-Tasman BP, Fricke JS, Mervis CB : Prevalence of psychiatric disorders in 4 to 16-year-olds with Williams syndrome. Am J Med Genet Part B: 41B:615-622, 2006.

障害別③
自閉スペクトラム症
―侵襲性歯周炎に非外科的治療を行った症例―

喜多慎太郎 / 長田　豊

患者：30歳（初診時）、男性
障害名：自閉スペクトラム症（ASD）、てんかん
主訴：むし歯と歯ぐきの治療をしてほしい
現病歴：10代の頃よりう蝕が多発、歯肉の発赤・腫脹も著明となり、当センターでう蝕治療と歯周病治療を行い、定期検診に入るが体調不良や入院などにより何度も中断する。
現症（口腔内所見）：8年ぶりに来院。清掃状態不良で多数歯う蝕あり。歯周組織の状態は、歯肉からの出血や縁下歯石の沈着が著明で、歯周ポケットの割合は、7mm以上89%、4～6mm11%と全顎的に深い歯周ポケットが認められた。また、歯槽骨の骨吸収も著明で動揺歯も多かった（図1、2、表1）。

服用薬：ディオパン（降圧薬）、アレビアチン（抗けいれん薬）、ヒルナミン（向精神薬）
診断名：広汎型侵襲性歯周炎
治療計画：プラークコントロールが不良なため、非外科治療を中心に歯周治療を進める。歯周病原細菌に対する血清抗体価検査を実施し、抗体価が高い場合には、抗菌療法とSRPの併用療法を考慮する。また、患者が治療に非協力的で体動著明なため、治療は静脈内鎮静法下（IVS下）で2回に分けて行い、再評価後、歯冠修復治療、補綴治療を実施し、SPT（Supportive Periodontal Therapy）に入る計画を立てた。

初診時口腔内所見

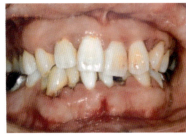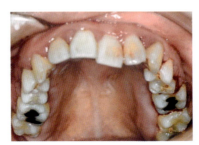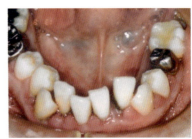

図1　初診時口腔内写真：口腔内清掃状態不良で歯肉縁下歯石の沈着と歯肉の炎症が認められる

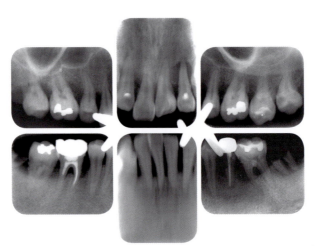

図2　エックス線写真：全顎的に2/3程度の歯槽骨があり、歯槽硬線も不明瞭
　　　2｜、｜8の根尖部に透過像あり、｜7、｜8は残根

表1 初診時の歯周病検査：全顎的に深い歯周ポケットとBOPが認められ、動揺歯も多い　赤字はBOP（＋）

動揺度				2			1			1			1			0			1			1			2			0			1			1			1			1			0			0		
PPD(B)(BOP)				6	6	7	4	7	7	4	6	7	6	3	5	5	3	7	7	3	7	3	4	6	8	4	9	3	3	5	9	3	3	3	3	8	4	8	4	8	3	8	4	4	9	5	5
(P)				7	3	3	5	3	7	5	3	3	7	6	4	7	3	7	6	4	6	4	8	5	9	12	12	19	10	5	4	4	6	5	4	3	5	8	6	8	3	3	6	6	5	7
		8			7			6			5			4			3			2			1			1			2			3			4			5			6			7			8	
PPD(L)(BOP)				8	6	5	4	4	8	6	3	4	6	4	9	5	3	4	7	4	5	4	8	7	5	8	7	5	5	6	15	5	7	11	7	7	6	7	10	5	×		
(B)				10	10	7	8	6	8	5	3	6	4	4	8	7	4	8	4	4	6	4	7	8	5	6	5	5	7	3	5	9	3	5	7	5	5	7	7	4			
動揺度				2			2			1			1			1			1			2			2			1			0			1			2			1							

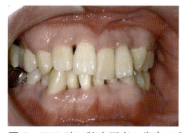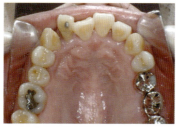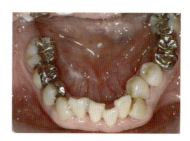

図3　SPT時口腔内写真：歯肉の炎症の改善が認められる

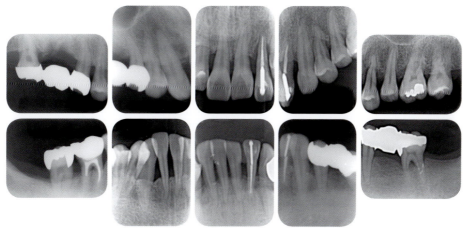

図4　エックス線写真：全顎的に歯槽硬線の明瞭化が認められる。中断中に根破折やう蝕のため再治療した

表2　SPT中の再評価時の歯周病検査：深い歯周ポケットの改善や動揺歯の改善が認められる　赤字はBOP（＋）

動揺度							0			1			0			1			1			0			0			2			0			1			0			0			0		
PPD(B)(BOP)				2	2	4	×			3	2	3	2	2	2	3	2	2	3	2	3	3	2	1	2	2	2	4	2	2	4	2	2	3	3	2	3	4	2	3	3	2	3	4	3	3
(P)				2	2	3				2	2	3	2	2	2	3	2	2	2	2	2	2	2	1	2	3	2	3	2	3	3	2	2	3	2	3	2	3	2	3	4	2	2	2	3	
		8			7			6			5			4			3			2			1			1			2			3			4			5			6			7			8	
PPD(L)(BOP)				3	3	4	3	4	5	3	2	3	2	2	3	2	2	2	2	1	1	2	1	2	3	2	3	2	4	×			3	4	3	×		
(B)				3	3	3	2	3	2	3	1	3	2	2	3	2	4	3	2	4	2	1	2	1	2	3	1	2	3	2	2	4	2	3				4	5	3			
動揺度				0			1			0			0			0			0			0			0			0			0			0											

治療経過：歯周基本治療後、抗体価検査を実施した結果、Pg菌24.1と高値であった。そこで、Pg菌に有効なアジスロマイシンを術前投与し、IVS下でSRPを片顎ずつ2回に分けて実施した。同時に|7、|8、8|抜歯を行った。併用療法後の再評価時の歯周ポケットの割合は、7mm以上は0%と減少し、歯肉の発赤、腫脹も軽減し、大幅な改善が認められたが、大臼歯部に4〜5mmのポケットが一部残存した。その後、う蝕治療などを行いSPTに移行した。しかし、体調不良などで中断もありSPTの間隔が長くなることもあった。

併用療法実施6カ月後に行った抗体価再検査では、Pg菌20と高値を示したので再発と判断し、再度、抗菌療法とIVS下で大臼歯部を中心に再SRPを行った。その後、|2、2|は歯内治療後、暫間固定および咬合調整を施行した。また、6|の根破折や|5のう蝕で抜歯を行い、補綴治療終了後2カ月間隔のSPTへ移行した。経過は良好で、歯周ポケットの割合は、7mm以上は0%、4〜6mmは8%と改善した（**図3、4、表2**）。

まとめと考察

　侵襲性歯周炎に罹患している ASD 患者に対し、IVS 下で抗菌療法と SRP の併用療法を行った結果、臨床的に改善効果が期待できることがわかった。セルフケアや介助ケアが難しい ASD 患者の重度歯周炎治療において抗菌療法を併用することは、治療期間の短縮にもつながり、効果的な治療法である。

　しかし、本症例は、体調不良のため入退院を繰り返し、SPT の間隔が長くなり、その間にう蝕が多発し歯周炎の再発も認められた。再発や歯周病原細菌の再増殖を防ぐためには、定期的に抗体価検査や細菌検査を実施し、歯周病原細菌をモニタリングしながら、短い間隔の SPT や入院時の歯科的管理が必要であると思われた。

参考文献
1) 長田豊, 三村恭子, 他：知的障害を有する重度歯周炎患者に対する経口抗菌療法と One-Stage Full-Mouth Scaling Root Planing の併用療法の効果について. 障歯誌 31：224-231, 2010.
2) 吉岡真由美, 関野仁：SRP を行ったことで行動変容の見られた自閉症スペクトラム患者の 14 年間の治療経験. 日歯周誌 52 (3)：245-254, 2010.
3) 喜多慎太郎, 長田豊, 他：自閉症スペクトラム患者の侵襲性歯周炎に対する治療の 1 例. 障歯誌 36：416, 2015.

障害別④
脳性麻痺
—定期管理例—

小松 知子

患者：19歳、女性
障害名：脳性麻痺、てんかん、知的能力障害
初診時の主訴：定期的な口腔衛生管理を希望
全身既往歴：特記事項なし
口腔既往歴：7歳、8歳時に某こども医療センター歯科にて全身麻酔下歯科治療を行い、その後定期的な口腔衛生指導管理を受けてきた。同センターにおける年齢制限から当科での継続的な口腔衛生管理を希望し、紹介された。
現症：
全身所見
身長153cm、体重57kg、BMI指数24.4（正常）
局所所見
　全顎的に軽度の歯肉の発赤を認め、下顎前歯舌側を中心に歯肉縁上、縁下歯石の沈着を認めたが、全般的にはプラークコントロールは比較的良好であった。ブラキシズムがあり、全顎的に咬耗を認めた。左側臼歯部に歯槽骨の水平的吸収を認めた。5|、|5 は先天性欠損であり、E|、|E が残存していた。8|が萌出中であり、|8、|8 は埋伏していた（**図1**）。PPDは左側臼歯部で他の部位と比較するとやや深い傾向にあった（**表1**）。
診断名：軽度慢性歯周炎
治療経過：
歯周基本治療
　患者は脳性麻痺で緊張が強く、中等度の知的能力障害もあり、十分なセルフケアは行えないが、母親が非常に熱心であり、介助磨きが中心となっていた。全顎のスケーリング、ルートプレーニングによる歯周基本治療を主体とした非外科的歯周治療による歯周組織の安定化を図った。頬粘膜、口唇の緊張が強く、咬反射がみられるため、笑気吸入鎮静法下にて治療を行った。

再評価
　全顎のスケーリング、ルートプレーニングによる歯周基本治療により、歯肉の状態も安定した。
SPT・メインテナンスと経過
　約3、4カ月の来院間隔でスケーリング、PMTCによりSPTを行っている。30歳ごろから上顎前歯部歯列の離開が目立ち始めた。34歳時に|6 の歯根が破折し抜歯となった。徐々に歯肉の退縮も進行している。いずれも、ブラキシズムが原因と考えられるが、ナイトガードの装着は困難なため、慎重に咬合調整を行い、経過観察している。39歳の現在、介助磨きが主体であるが、口唇、頬の強直が強く、臼歯部への歯ブラシのアプローチは容易ではない。来院時に口腔前庭部に食物残渣がみられることが多くなった（**図2**）。歯槽骨の目立った垂直的吸収はないが、水平的吸収は徐々に進行している（**図3**）。上顎前歯部および臼歯部ではBOPがみられ、前歯に動揺度1度を認めるが、PPDは2～3mmであり、歯周組織の状態は安定している（**表2**）。今後は、患者の加齢に伴う口腔機能の低下と母の高齢化によりホームケアの困難性を視野に入れて歯周定期管理、口腔衛生指導を行っていく必要がある。

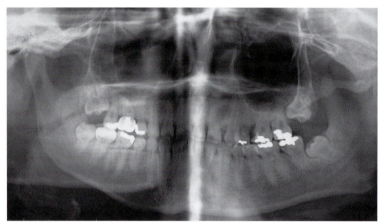

図1　19歳時のパノラマエックス線写真

表1　19歳時の歯周病検査結果

動揺度				0	0	0	0	0	0	0	1	0	0	0	0	0	0	
PPD (BOP)	(B)			2 1 1	2 2 1	2 2 2	2 2 2	2 2 2	2 2 2	2 1 2	2 1 2	2 1 2	2 2 2	2 3 2	3 3 2	3 2 3	3 3 2 3	
	(P)			1 2 1	1 2 2	2 2 2	2 2 2	2 2 2	2 2 1	1 1 2	1 2 1	2 1 2	1 2 2	2 3 2	3 2 1	2 2 2	2 2 3 3 2 3 1 3	
		8	7	6	E/5	4	3	2	1	1	2	3	4	E/5	6	7	8
PPD (BOP)	(L)		3 3 2	2 2 2	2 2 3	3 2 2	2 2 2	1 1 1	1 1 2	2 2 2	2 2 2	1 1 2	2 1 1	2 2 2	2 2 2	2 3 2	2 3 2 2	
	(B)		3 3 3	3 2 2	2 2 3	3 2 2	2 2 2	2 1 2	2 2 1	2 2 2	2 2 2	2 1 1	2 2 1	2 2 2	2 2 2	2 3 3	2 2 3 2 2	
動揺度																		

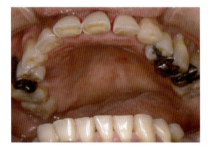 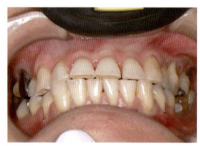 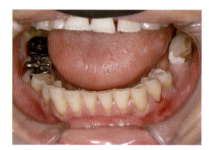

図2　メインテナンス（39歳）時の口腔内写真

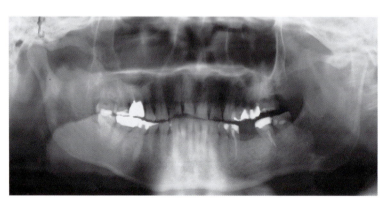

図3　メインテナンス（39歳）時のパノラマエックス線写真

表2　メインテナンス（39歳）時の歯周病検査結果　赤字はBOP（+）

動揺度																		
PPD (BOP)	(B)		3 3 3	3 2 3	2 2 2	2 2 2	2 2 3	3 2 2	2 3 3 3	2 1 2	2 1 2	2 1 2 3	2 3 3	2 2 2 3	2 2 2	2 2 2	3 2 2 3 2	
	(P)		3 3	3 2 3	2 2 2	2 2 2	2 2 3	3 2 2	2 2 2	1 2 1	1 2 1	1 1 2	2 3 2	3 1 1	1 2 2	2 2 2 2 3	3 2 2 3 2	
		8	7	6	E/5	4	3	2	1	1	2	3	4	E/5	6	7	8
PPD (BOP)	(L)	2 3 2	2 3 3	2 2 2	2 2 2	2 2 2	2 2 2	1 1 2	1 2 1	1 1 1	1 2 1	1 1 1	2 1 2	2 2 2	2 2 2		2 2 2	3 3 3
	(B)	3 3 3	2 2 3	2 2 2	2 2 2	2 2 3	3 3 3	2 2 2	1 1 2	2 1 1	2 1 1	2 1 2	2 2 2	3 3 3	3 3 2		3 2 2	3 3 3
動揺度		0	0	0	0	0	0	1	0	0	0	0	0	0		0	

障害別⑤
てんかん
―歯肉増殖症に重度慢性歯周炎を併発した症例―

小松 知子

患者：25歳（初診時）、男性
障害名：重度知的能力障害、症候性部分てんかん、先天奇形（口蓋裂、心室中隔欠損術後）
主訴：全顎的な歯肉腫脹および疼痛による摂食障害
全身既往歴：2歳時に心室中隔欠損閉鎖術、7歳時口蓋裂閉鎖術、12歳より症候性部分てんかん（前頭葉てんかん、二次性全般化けいれん、意識減損発作）で抗てんかん薬の服用を開始した。
口腔既往歴：薬物性歯肉増殖症（抗てんかん薬）のため某大学附属病院形成外科で全身麻酔下にて15歳、16歳、19歳時に歯肉切除術を施行した。

現症：

全身所見
身長156cm、体重57kg、BMI指数23.5（正常）
1カ月に1～4回の全身けいれんおよび非けいれん性意識消失発作が認められる。

局所所見
歯肉増殖に続発した仮性ポケットの増大とポケット内のプラーク由来の細菌繁殖により、歯周炎の増悪を引き起こしていた。極度の歯肉増殖と歯周炎の併発により歯間離開や歯の転位、傾斜等の歯列不正が引き起こされ、歯肉増殖は歯冠方向に歯間乳頭部を中心に有茎性の増殖に加え、歯冠より剥離して歯頸部1/3を覆う程度に増殖し、臼歯部では口蓋側、舌側方向への棚状の増殖も認められた（図1）。同時に全顎的な歯槽骨の水平的吸収が亢進し（図2）、歯肉の発赤を伴う4mmから10mm程度の深い歯周ポケットが形成されて、同部位からの出血・排膿が認められた。全顎にわたり、歯の動揺、転位も認められた（図3）。

診断名：薬物性歯肉増殖症に重度の慢性歯周炎の併発

治療経過：

初診時
形成外科にて3回の歯肉切除術を施行しているが、再発を繰り返してきた。患者はてんかん発作をコントロールするため、抗てんかん薬を服用開始以来、副作用として歯肉増殖がみられるフェニトインを最高で275mg服用しており、初診時はフェニトイン量として137.5mgを服用、その他にもバルプロ酸ナトリウム、カルバマゼピン、ゾニサミドを服用していた。薬物性歯肉増殖症は局所修飾因子であるプラークを除去するために日常のブラッシングの励行とスケーリングが重要である。しかし、患者は重度知的能力障害のため、日常のセルフケアが困難であり、両親に干渉、介助されることへの強い拒否があった。また、両親の健康不良のため定期的な通院が困難なことから、専門的口腔ケアも不十分であった。

歯周基本治療
0.36％クロルヘキシジン配合のコンクールによる洗口の習慣化を定着させた。セルフケア用の歯ブラシは小さい歯ブラシを上手に使用する能力が低いため、軟毛でヘッドがやや大きめのデントエラック510Sに変更した。炎症症状が消退し、口腔衛生状態が改善された後に歯肉切除術を行う計画を立てた。月に1～2回の口腔衛生指導および笑気吸入鎮静法下にて全顎スケーリング・ルートプレーニングにて管理を行ったことにより、歯肉の疼痛は緩和された。1」は歯肉腫脹のため著しく唇側に転位し、動揺度3度で改善が認められなかったため抜歯となった。

さらに、両親の体調に左右されず、本人が1人で通院可能な障害者歯科治療の経験が豊富な近隣の一次医療機関とのチームアプローチにより、頻

繁なPMTCが受けられる体制を整え、歯周組織の炎症状態の改善を試みた。著しい炎症症状が認められた際は抗菌薬（テトラサイクリン）の局所、全身的投与を行った。一次医療機関と良好なラポールが形成され、定期的な通院が確実となり、歯肉の炎症状態の若干の改善が認められた。

再評価

歯肉の腫脹、発赤は若干改善されたが、PCRは100％で初診時と変化はなく、依然としてBOPを伴う5mm以上の深いポケットや動揺歯を多数認

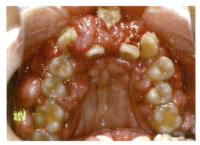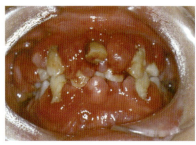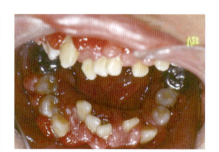

図1　初診（25歳）時の口腔内写真 （障害者歯科. 25: 620-627, 2004 より転載）

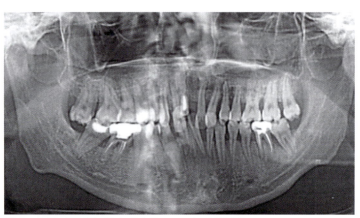

図2　初診（25歳）時のパノラマエックス線写真
（障害者歯科. 25: 620-627, 2004 より転載）

表1　初診（25歳）時　歯周病検査結果　赤字はBOP（＋）（障害者歯科. 25: 620-627, 2004 より転載〈一部改変〉）

動揺度		1	3	0	3	3	1	2	3	2	0	2	2	1	1	2
PPD (BOP)	(B)	3 5 8	10 7 10	10 5 10	7 9 10	8 6 10	4 2 5	7 6 7	5 4 6	10 8 7	5 5 7	7 8 6	10 12 7	9 7 9	9 5 5	5 5 5
	(P)	5 5 5	7 7 7	7 7 10	8 8 6	6 6 7	3 5 7	7 7 7		3 3 4	7 6 6	9 6 9	6 6 3	3 3 3	3 3 3	4 4
		8	7	6	5	4	3	2	1	1	2	3	4	5	6	7	8
PPD (BOP)	(L)		3 5 4	5 7 7	7 7 7	5 5 7	7 4 2	7 2 4	7 2 4	7 3 2	4 5 4	3 4 3	3 3 3	3 5 3	5 2 3	2
	(B)		3 3 4	5 4 4	3 7 3	7 7 5	4 3 4	4 4 4	3 4 4	4 2 4	6 7 7	3 5 7	7 9 7	9 7 9	6 6 7	6 4 4
動揺度			0	3	0	1	0	0	0	1	0	0	2	3	3	1

めた（図3、4）。

歯周外科治療（歯肉切除術）

セルフケアと歯周基本治療ではこれ以上の改善が期待されず、セルフケアを怠ると増悪の可能性もあると考えられた。チームアプローチの体制が確立したことから、より積極的な改善を図るため歯肉切除術を施行した。歯肉切除術は、てんかん発作の状態や術後管理等について医科主治医と十分な対診を行い把握した上で、通法下での治療が困難なため静脈内鎮静法下で行った。約1カ月間隔で上下1/3顎ごと6回に分けて施行することで、術後疼痛のための口腔清掃不良や摂食障害に陥ることを避けた。初回の切除部位は、本人のモチベーションに配慮し、口腔清掃のしやすい上顎前歯部の歯肉切除術から開始した。術後は、鎮痛剤の服用により自制内に疼痛をコントロールでき、出血、てんかん発作、摂食等に関連する問題もなく経過した。

SPT：

術後は1週間に1回のPMTCを1次医療機関にて継続した。3カ月に1回は笑気吸入鎮静法下にてスケーリング、PMTCを行っている。

SPTに移行してから9カ月後の口腔内写真（**図5**）、パノラマエックス線写真（**図6**）および歯周病検査結果（**表2**）を示す。歯肉切除を行ったことにより、歯周ポケットが減少し、歯肉の増殖の抑制、炎症症状の軽減が認められた。しかしセルフケアは十分でないため、磨き残し部分にはプラークが付着し、歯肉の発赤が認められるため、繰り返し指導するとともに、来院時のスケーリング、PMTCを笑気吸入鎮静法下にて行っている。術前に動揺度2度であった上顎左側臼歯部における動揺も術後はかなり改善された。

まとめ

抗てんかん薬の服用による重度の歯肉増殖症の治療として、抗てんかん薬の変更、減量が挙げられるが、てんかん発作をコントロールするためには薬剤の変更や減量が困難な症例も多い。そのような症例では、プラークコントロールが最重要であり、口腔衛生管理が困難な状況で歯周外科治療を行うことは、歯の早期脱落を引き起こす要因になる。歯肉切除の時期を慎重に決める必要がある。歯肉切除術は歯肉の炎症状態が改善された状態で行うことが再発防止のために必要不可欠である。しかしながら、知的能力障害を伴う患者ではいったん歯肉の増殖が起こると、口腔清掃が非常に困難となり、放置しておくと歯周病を併発し、重症化していく症例も多い。可能な限り歯周組織の状態を良好に保つためには、セルフケアの限界を把握し、他職種へ働きかけ、理解と協力を求め患者のニーズに応える医療や福祉との連携を可及的早期に構築し、継続的なホームケアとプロフェッショナルケアによる管理体制を整えることが重要である。

知的能力障害を伴う患者では治療の行動管理上の問題から、全身麻酔下で全顎にわたる歯肉切除を行うケースも少なくない。この場合、創面が広範囲にわたるため疼痛、出血、摂食障害の程度が重症化することや、入院による生活リズムや環境

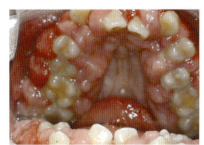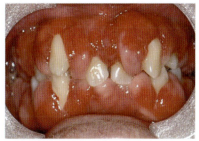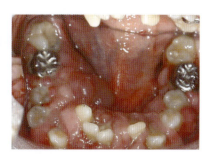

図3　再評価（26歳）時の口腔内写真 （障害者歯科. 25: 620-627, 2004 より転載）

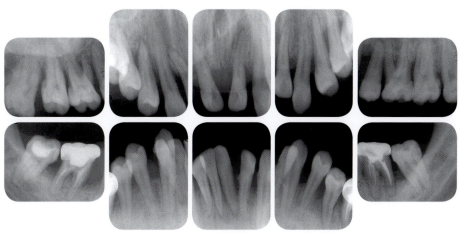

図4　再評価（26歳）時のパノラマエックス線写真 （障害者歯科. 25: 620-627, 2004 より転載）

の変化に伴うてんかん発作の誘発も考えられ、術後管理の難易度が増し、患者の負担、苦痛も大きくなることも念頭におく必要がある。

以上のことより知的能力障害者の薬物性歯肉増殖症の治療方針の決定には患者の全身的、精神的状態に十分配慮した上での歯肉切除術の施行の可否を検討する必要がある。また施行した場合には再発防止のため、術前術後に継続的管理を行える医療機関や施設との連携を含めた環境整備と患者管理が必要である。

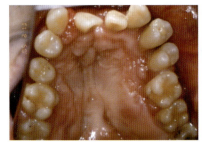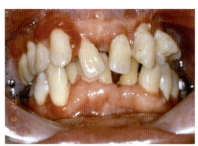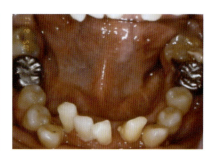

図5　術後9カ月SPT（28歳）時の口腔内写真（障害者歯科. 25: 620-627, 2004より転載）

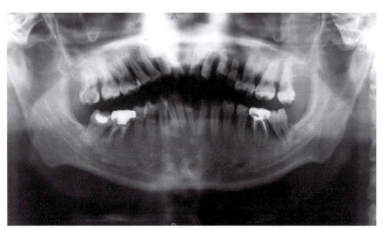

図6　術後9カ月SPT（28歳）時のパノラマエックス線写真
（障害者歯科. 25: 620-627, 2004より転載）

表2　術後9カ月SPT（28歳）時歯周病検査結果（障害者歯科. 25: 620-627, 2004より転載（一部改変））　赤字はBOP（+）

動揺度		1			1			0			1			2			0			1						0			1			2			2			1			0		
PPD (BOP)	(B)	2	3	3	5	3	2	2	2	4	2	4	1	1	1	2	1	3	3	2	3	1	2			2	1	2	3	2	2	2	3	3	4	3	6	5	3	6	5	2	4	3	3
	(P)	3	3	3	5	4	5	5	5	5	4	3	3	3	3	3	3	3	3	3	2	2			2	2	2	3	3	3	3	3	4	4	4	2	3	2	3	2	2	4	4	4
		8			7			6			5			4			3			2			1		1			2			3			4			5			6			7			8
PPD (BOP)	(L)				4	5	5	3	3	2	2	2	2	3	3	3	3	3	3	3	2	2	3			3	3	3	3	2	2	2	2	2	2	2	4	3	3	3	3			
	(B)				5	3	3	3	3	3	4	3	4	2	2	2	2	4	3	3	3	2	3			3	2	2	2	3	2	2	2	2	2	2	3	5	4	3	4			
動揺度					0			1			1			0			0			1			0			1			0			0			1			1			1				

障害別⑥
関節リウマチ
―中等度慢性歯周炎患者に歯周外科治療を行った症例―

水谷 幸嗣

患者：58歳、女性

主訴：右上奥歯からの排膿

障害名：慢性関節リウマチ

服用薬：プレドニン2.5mgとメトトレキサート錠2mgを服用

現病歴：初診の3、4年前から歯肉の出血が自覚し、特に6⏌は歯肉の腫脹を繰り返すため近医にて抜歯したが、補綴治療は行わず放置していた。また当院受診2カ月前に6⏌の腫脹、排膿が顕著になり、近医にて抗菌薬の投薬を受けていた。再度、歯肉の腫れを自覚したため東京医科歯科大学歯学部附属病院を受診した。

現症：

<u>口腔内所見</u>

全体的にプラークの付着が著しく、O'Learyのプラークコントロールレコード（PCR）は68％であった。口腔清掃習慣として、起床後と就寝前に1、2分のブラッシングのみで、歯間清掃器具は使用経験なしとのことで、嘔吐反射が強く、舌側にブラシを入れることが困難なため、臼歯部舌側はあまり磨いていないとのことであった。歯肉の腫脹、出血が強く、6点法での歯周病検査では、4mm以上のポケットが37.3％、プロービング時の出血（BOP）陽性部位は30.7％と全顎的に強い炎症が認められた。また、エックス線写真上にて水平性に骨吸収がみられ、6⏌、6⏌部に根分岐部病変が確認され、⏌3には白線の消失が観察される。咬合性外傷として、側方運動時の平衡側干渉を654⏌、⏌4、⏌6に認めた。

診断名：広汎型中等度慢性歯周炎、二次性咬合性外傷

治療計画：
1. 口腔衛生指導、縁上スケーリング、6⏌、8⏌抜歯
2. スケーリング・ルートプレーニング（SRP）、咬合調整、⑦6⑤、⑤6⑦暫間ブリッジ装着
3. 再評価
4. ⏌5-7、7-5⏌フラップ手術
5. 再評価
6. 口腔機能回復治療（⑦6⑤、⑤6⑦ブリッジ）
7. サポーティブペリオドンタルセラピー（SPT）

治療経過：まず歯周基本治療としてプラークコントロール確立のために口腔衛生指導を行い、2カ月間の清掃指導後にPCRが21％までに低下し、併せて歯肉縁上スケーリングを行った。そのうえで、保存不可と判断していた6⏌、8⏌の抜歯を行った。抜歯前には担当内科医に対診を行ったところ、メトトレキサート錠の中止やステロイドカバー不要との回答のため通常どおりの抜歯を行い、術後に異常を認めなかった。全顎的にスケーリング・ルートプレーニング（SRP）を行い、6⏌欠損部に⑦6⑤暫間ブリッジ、6⏌欠損部に治療用義歯に装着して咬合機能の回復を図ることで歯周基本治療とした。

その後、再評価を行ったところ、元々骨吸収の進んでいた下顎大臼歯部に歯周ポケットが残存していたため、⏌5-7と7-5⏌にフラップ手術を行った。特に6⏌遠心から舌側にかけて骨欠損がみられたが、根分岐部病変はⅠ度であり、頰側のエナメル突起に沿って骨欠損が存在したため、エナメル突起を削除することで術後に安定した状態を獲得できている。

術後3カ月の再評価にて歯周組織の炎症の改善

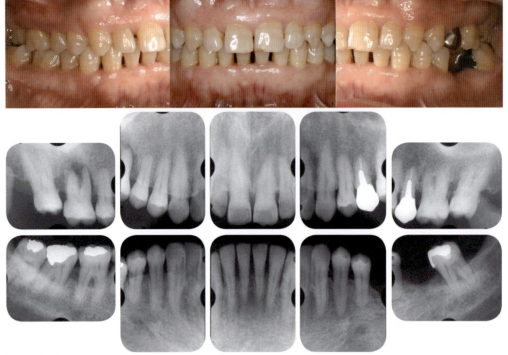

図1 初診の口腔内写真およびエックス線写真

表1 初診時の歯周病検査 赤字はBOP（＋）黄色マーカーは排膿を示す

動揺度			0		2		0		1		0		0		0		0		0		0		0		0		1		1	
根分岐部病変					Ⅲ Ⅲ Ⅲ																							Ⅰ Ⅰ			
PPD (B) (BOP) (P)			3 3 4 4	3 7	8 10	6 4	4 8	2 5	2 2	4 2	2 6	3 2	4 4	2 2	4 4	1 4	2 2	2 3	1 3	3 4	1 3	2 4	1 2	4 4	2 2	4 4	4 4	4 4	1 2	5 4	7 3	7 7	2 6	4 2	3
		8		7		6		5		4		3		2		1		1		2		3		4		5		6		7		8
PPD (L) (BOP) (B)			3 3	4 4	6 4	4 5	5 2	7 2	7 2	6 1	3 3	4 1	1 2	4 1	2 2	3 2	3 1	1 2	2 3	3 1	1 2	4 2	2 1	4 2	1 1	2 2	3 1	1 3	4 3	4 1	3 2	2 2 2 3		4 6	4 3	2 3
根分岐部病変					Ⅰ																										
動揺度	1		0		0		0		0		0		0		0		0		0		0		0		0		0			

が十分に確認できたため、口腔機能回復治療として⑦⑥⑤ブリッジ、⑥部分床義歯装着した。⑥欠損部に関しては、歯を切削しない治療法を希望されたため部分床義歯とした。⑥欠損部は、嘔吐反射があり床義歯が口蓋部にあることで違和感が強くでることを説明し、ブリッジとした。ただし、⑤を4/5冠とすることで歯質をできるだけ保存した。

口腔機能回復治療後の安定した口腔内状況が確認できたため、3カ月間隔のサポーティブペリオドンタルセラピー（SPT）へ移行した。臼歯部舌側にタフトブラシ、空隙歯列部に歯間ブラシを用いることで、高いレベルでセルフコントロールが達成されている。しかしながら、⑦近心のような義歯装着部位はプラークが蓄積しやすいため、徹底的な口腔衛生指導を継続してゆく。また根面が露出している部分や部分被覆冠があることでう蝕に対するリスクが上がっているため、口腔清掃を注意深く行っていく必要があると考えられる。⑥⑦、⑥は根分岐部に骨欠損が残存し、清掃も困難な部位であるため、歯周組織に炎症が起きやすく、常に清掃を促す指導を行うとともに、再発時には再スケーリング・ルートプレーニングを行うことで対応を行っている。

まとめと考察

本症例では関節リウマチの治療担当内科医と緊密な連携を取ることで、観血治療についても問題なく実施でき、安定した状態でSPTへ移行できた。

第5章❽──障害別⑥ 関節リウマチ ―中等度慢性歯周炎患者に歯周外科治療を行った症例―

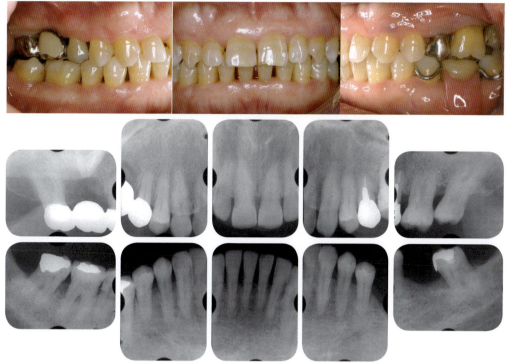

図2　SPT開始後3年の口腔内写真およびエックス線写真

表2　SPT開始後3年の歯周病検査

動揺度			0			0	0	0	0	0	0	0	0	0	0	0	0	
根分岐部病変																Y I	I	
PPD (BOP) (B)			2 1 1		1 1 2	2 1 1	2 1 1	1 1 1	1 1 2	2 1 2	2 1 2	1 2 2	2 1 1	2 1 2	2 1 2	2 1 2	2 1 2	
PPD (BOP) (P)			2 1 2		2 1 1	2 1 2	1 1 1	1 1 1	1 1 2	2 1 2	2 1 2	2 2 2	2 1 1	1 1 1	2 1 2	2 1 2	2 1 2	
		8	7	6	5	4	3	2	1	1	2	3	4	5	6	7	8	
PPD (BOP) (L)			2 2 2	3 1 2	2 1 2	1 2 1	2 1 2	2 1 1	1 2 2	2 1 1	1 1 1	2 1 2	2 1 1	1 1 2		1 1 2		
PPD (BOP) (B)			2 1 2	2 1 2	1 1 1	2 1 2	1 2 1	1 1 2	1 2 1	1 1 1	1 1 1	1 1 2	2 1 1	2 1 1		2 1 2		
根分岐部病変				I														
動揺度			0	0	0	0	0	0	0	0	0	0	0	0		0		

　関節リウマチ患者の歯周病罹患率が高いことが疫学調査で示されており、両者のリスク因子の共通が指摘されている。本症例患者もリウマチの状態が悪化すると歯周組織の炎症が起きやすくなるという個人的な感覚を述べており、両者の詳細な関連性のメカニズムの解明や、治療の相互作用の分子生物学的な解析などのさらなる研究の必要性が求められている。

障害別⑦
統合失調症
―中等度慢性歯周炎患者に非外科的治療を行った症例―

長田　豊

患者：24歳（初診時）、男性
障害名：統合失調症、知的能力障害
主訴：歯痛で食事ができない
家族歴：父親と祖母の3人暮らし
既往歴：18〜19歳頃より精神症状（うつ症状）が発現する。平成13年頃に統合失調症の診断にて精神病院に通院、加療中。以前から歯磨き習慣はほとんどなく、発病後も歯科を受診しなかったため、う蝕が多発・進行し、咬合も崩壊し咀嚼障害となった。最近、歯痛を頻繁に訴え開業医を受診後、当診療所を紹介され来院。
現症：口腔内の状況は清掃不良で口臭が強く、食渣は停滞しプラークや歯石が多量に沈着していた。また、唾液の分泌が少なく口腔乾燥状態であった。現在歯29本中28本がう蝕に罹患しており、その多くがC3〜4であった。
　歯周組織の所見では、歯肉は発赤・腫脹しており、歯周ポケットも4〜6mmと深く、BOPは100％で中等度慢性歯周炎に罹患していた。歯列は上下顎ともに叢生による不正を呈し、咬合状態は臼歯部が崩壊していた。エックス線所見では根尖病巣が数歯に認められ、また上顎右側犬歯は埋伏していた（図1、表1）。
服用薬剤：リスパダール（抗精神薬）、トリヘキシン（抗パーキンソン薬）、フルニトラゼパム、セニラン（抗不安薬）など
診断名：中等度慢性歯周炎、多数歯う蝕、咬合崩壊よる咀嚼機能不全

初診時口腔内所見

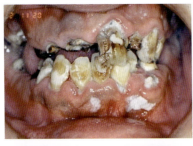
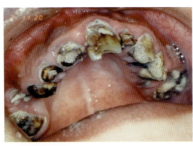
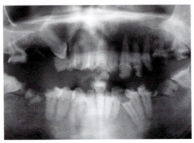
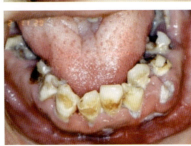

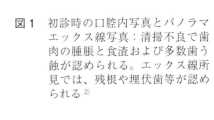

図1　初診時の口腔内写真とパノラマエックス線写真：清掃不良で歯肉の腫脹と食渣および多数歯う蝕が認められる。エックス線所見では、残根や埋伏歯等が認められる[2]

表1　初診時の歯周病検査　赤字はBOP（＋）

動揺度		0						1	1	0	1	0	0	0		0
PPD (BOP)		5				4	4	4	4	4	5	5	5			
	8	7	6	5	4	3	2	1	1	2	3	4	5	6	7	8
PPD (BOP)	5			4	5	5	6	6	6	6	5		5	5		5
動揺度	0			0	0	0	0	0	0	0	1	0	0	0		0

PPDは最大値で示す

第5章 ❾──障害別⑦ 統合失調症 —中等度慢性歯周炎患者に非外科的治療を行った症例—

治療計画：口腔に関して関心が無く清掃が不良であったので、行動療法を応用しながら動機づけを行う。薬物性ドライマウスなので、ブラッシングにより唾液の分泌を促し自浄作用を高める。また、歯周基本治療としてTBIやSRPを実施しながら、保存不可能歯の抜歯と歯内治療を行う。再評価後、咬合挙上し、咬合回復治療を行う。その後、SPTに入る。

治療経過：行動療法（TSD、TLC等P.70参照）を応用しながら通法により治療を進めた。まず、TBI、スケーリング等の歯周基本治療を行いながら、保存不可能な9歯の抜歯を行った。歯周ポケットも3mm前後と改善し、スティップリングも認められ歯周組織は安定した。再評価後、13歯の歯内治療後咬合を挙上し、義歯を含め全顎的な咬合機能回復治療を行った。中断もなく治療は終了し、咀嚼機能は回復した。再評価後、SPT中である（図2、表2）。

治療当初は無口で表情も乏しく、引きこもりがちであったが、治療を継続していくうちに表情も出てきてコミュニケーションも可能となってきた。また、口腔に対する関心も高まり清掃状態も良好となり、義歯の管理も可能となった。

まとめと考察

統合失調症は、通常思春期ないし壮年期早期に発症し、慢性期になると意欲や行動、生活能力や対人関係が低下し、生活障害を残すため社会生活が困難になりやすい。このような症状のため自主的な歯科受診が少なく、また、口腔に対しても無関心なため清掃状態は不良となる。さらに、向精神薬などの薬剤により唾液分泌が抑制され、自浄作用や抗菌作用などが低下するためう蝕感受性や活動性が増加するので歯科疾患の有病率は高く重度化しやすいと思われる。

本症例は、統合失調症患者に対して歯周治療を含めた全顎的な治療を行った。歯科治療により、口腔内の改善だけでなく社会性も現れてくるなどの精神症状の軽減も認められるようになった[1]。

参考文献
1) 長田豊,栗山拓代,釜本恭子,山下美年子：多数歯ウ蝕により咬合崩壊した統合失調症患者の歯科治療経験．障歯誌 25:364, 2004.
2) 長田豊：障害のある方の歯とお口のガイドブック．デンタルダイヤモンド，東京，36-38, 2014.

術後の口腔内所見

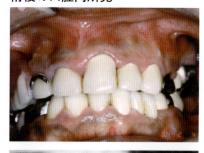
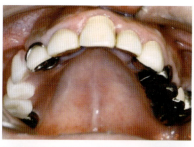
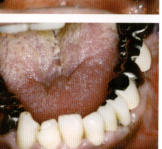

図2 術後の口腔内写真とパノラマエックス写真：清掃状態は改善され、歯肉の炎症も消失し、スティップリングが認められる。多数歯の歯内治療後、Cr&BrとRPDで補綴治療を行い咬合機能が回復した[2]

表2 リコール時の歯周病検査　赤字はBOP(+)

動揺度		0						0	0	0	0	0		0		
PPD (BOP)		4				3	3	3	3	3	3	×	×	2		
	8	7	6	5	4	3	2	1	1	2	3	4	5	6	7	8
PPD (BOP)	3	×	×	3	3	4	4	3	2	2	2	2		2		3
動揺度					0	0	0	0	0	0	0		0			

PPDは最大値で示す

全身疾患①
バージャー病/ビュルガー病（Buerger's disease）
―糖尿病を伴う重度歯周炎患者に非外科的治療を行った症例―

長田　豊

患者：63歳（初診時）、男性

疾患名（障害名）：バージャー病、2型糖尿病、高血圧症、C型肝炎（治療後）、高脂血症、陳旧性小脳梗塞、両下肢切断による肢体不自由

主訴：下の前歯の動揺で食べにくい

全身的既往歴：20歳代に下肢の痺れと冷感に気づく。29歳時にバージャー病を発症し、両下肢切断。その後、輸血によるC型肝炎、高脂血症、2型糖尿病、高血圧となり投薬治療中。49歳時に一過性脳虚血発作（TIA）があり、53歳時に左側小脳梗塞を発症する。現在、義足に杖を使用し自立歩行可能。40歳頃まで喫煙歴有。

現病歴：歯周病が進行し、近医にて保存不可能な歯を抜歯、上顎は総義歯、下顎はブリッジを装着する。その後、下顎の歯肉腫脹や残存歯の動揺が著明となり、当センターを紹介された。

現症（口腔内所見）：上顎は無歯顎で下顎は13歯残存し、口腔清掃状態は不良であった（PCR：76%）。下顎前歯部を中心に歯石沈着が著明で、歯周ポケットは深く（4mm以上95%）、BOP96%、右側臼歯部や下顎前歯部のブリッジの動揺は2〜3度で、ポケットから排膿も認められた（図1、表1）。エックス線所見では、歯槽骨の吸収は歯根の1/2〜2/3と著明で、大臼歯には分岐部病変が認められた（図2）。上顎は総義歯が装着されているが、不適合であり、咀嚼不全の状況であった。

服用薬：ワーファリン（抗血栓薬）、プロサイリン（抗血栓薬）、ディオバン（降圧剤）、アムロジピン（降圧剤）、アマリール（糖尿病治療薬）、セイブル（糖尿病治療薬）、ザイロリック（高尿酸血症治療薬）、ハルシオン（抗不安薬）など

診断名：広汎型重度慢性歯周炎（全身疾患関連性歯周炎）

治療計画：抗血栓療法（ワーファリン）を行っているため、SRPと抗菌薬の局所投与による非外科治療で対応し、再評価後咬合回復治療を行い、SPTに入る計画とした。

治療経過：歯周基本治療として、口腔清掃指導およびスケーリング・ルートプレーニング（SRP）後、骨吸収が著明で保存不可能な4̅、6̅、1̅|2̅、の抜歯および6̅の遠心根のヘミセクションをワーファリン服用下（INR値：1.5〜2.1）で実施した。抜歯後は止血がやや困難であった。再評価後、左側大臼歯部に深いポケットが残存していた。歯周外科治療が適応ではあるが、抗血栓療法を行っているため、SRPと抗菌薬の局所投与（塩酸ミノサイクリン）による非外科治療で対応した。再評価後、咬合回復治療（3̅2̅1̅|2̅3̅ブリッジ、6̅6̅7̅ブリッジ、7̅トンネリング、上顎総義歯、下顎局部義歯製作）を行った。その後、歯周病の病状が安定したので3カ月間隔のSPTへ移行した。

しかし、術後2年目に6̅6̅7̅ブリッジ部に再発が認められたため、再治療として、抗菌療法（アジスロマイシン）とSRPの併用療法を実施した。その後、歯周病原細菌の細菌検査を行ったが、検出限界以下であり、現在、2カ月間隔でSPT実施中であるが歯周病の病状は安定している（図3、4、表2）。

治療経過とHbA1cの推移（図5）

初診時のHbA1c値は7.3であったが、再評価時には6.5と下がり、SPT期間中は6.0〜6.5の間を推移している。空腹時血糖値は、初診時300mg/dl台であったが、現在は180mg/dl台となっている。

初診時口腔内所見

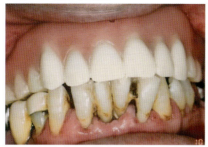
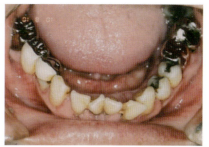

図1 初診時の口腔内:歯肉の発赤・腫脹が認められる

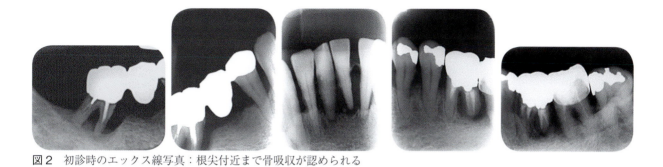

図2 初診時のエックス線写真:根尖付近まで骨吸収が認められる

表1 初診時の歯周病検査:深い歯周ポケットと動揺度が認められる(PCR:76%、BOP:96%)赤字はBOP(+)

動揺度																			
根分岐部病変																			
PPD(BOP)	(B)																		
	(P)																		
		8	7	6	5	4	3	2	1	1	2	3	4	5	6	7	8		
PPD(BOP)	(L)			5 10 5	✕	5 4 4	3 5 6	6 4 5	4 5 6	7 5 5	8 7 5	6 5 5	6 6 6	6 6 6	5 7 7	8 6 5	5 6 8		
	(B)			4 6 5		5 7 4	3 5 4	5 4 6	6 7 7	7 8 6	5 5 6	2 6 2	6 5 2	5 6 2	6 5 5	5 6 5	7		
根分岐部病変																2	2	1		
動揺度				2〜3			1	2	3	3	3	1	1	1	1	1	1		

SPT時における再評価

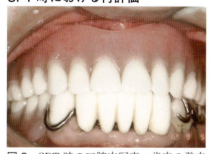
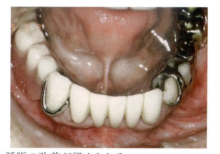

図3 SPT時の口腔内写真:歯肉の発赤・腫脹の改善が認められる

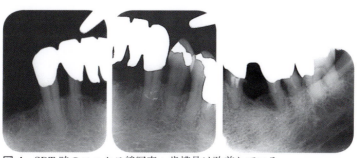

図4 SPT時のエックス線写真:歯槽骨は改善している

表2 SPT時の歯周病検査（PCR:28%、BOP:2%）：歯周ポケットと動揺の改善　赤字はBOP（+）

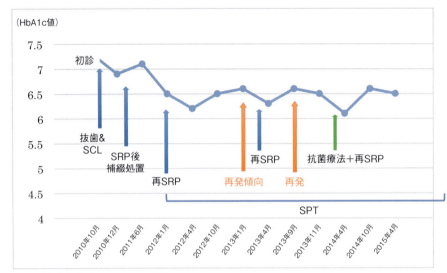

図5　治療経過とHbA1cの推移

まとめと考察

バージャー病は、比較的若年の男性喫煙者に発症する四肢の閉塞性血栓血管炎で難病に指定され、四肢の潰瘍・壊死から四肢切断にいたることも少なくない。岩井らは歯周病原細菌である*P.gingivalis*や*T.denticola*が口腔および動脈疾患罹患部位から高い頻度で検出されたことを報告していることから、バージャー病と歯周病の関連が示唆されている[1]。

今回、バージャー病、糖尿病、喫煙などの複数のリスクファクターを有する重度歯周病患者に対して非外科的な歯周治療を行った。ワーファリンを服用していたため、歯周外科などの積極的な歯周治療を行いにくい状況であったが、非外科的な歯周治療と再発時の抗菌療法などにより現在、病状は安定している。20年前まではヘビースモーカーであったが、現在は禁煙している。また、2型糖尿病を合併しており、初診時のHbA1c値は7.3であったが、歯周治療後、SPT中は6.5以下となり比較的安定している。この結果から、歯周治療によりHbA1c値が改善された可能性が示唆された。また、糖尿病の他、脂肪肝、高脂血症などのメタボリックシンドロームを抱えているので、今後も短い間隔での厳格なSPTが必要である。

参考文献

1) Iwai T, Inoue Y, et al.：Oral bacteria in the occluded arteries of patients with Buerger disease. J Vasc Surg 42：107-115, 2005.
2) 長田豊，三村恭子，他：バージャー病を有する重度慢性歯周炎患者の1症例. 障歯誌 36：397, 2015.

全身疾患②
骨粗しょう症
―中等度慢性歯周炎患者に非外科的治療を行った症例―

水谷 幸嗣

患者：56歳、女性
主訴：左上奥歯の腫れと違和感
障害名：骨粗しょう症
服用薬：受診6カ月前よりのためにビスフォスフォネート製剤（BP製剤）であるフォサマック錠35mgを内服
口腔内既往歴：50歳になった頃からブラッシング時の歯肉の出血を自覚し、1年に1度は歯科医院にスケーリングのため通院していた。受診1年半前頃に |7 に違和感が強まり、歯周膿瘍が生じたため、近くの歯科医院にて抗菌薬の投与を受け、抜歯を告げられるが保存を希望。受診1カ月前に再度 |7 が腫脹し抗菌薬服用により急性炎症を消退。その後、東京医科歯科大学歯学部附属病院歯周病外来を受診した。
現症：

口腔内所見

　全体的にプラークの付着は少ないが、歯間部の歯肉の発赤、腫脹がみられた。6点法でのポケット検査では約40％の部位で4mm以上の歯周ポケットが存在し、58％の部位でプロービング時の出血（BOP）陽性を示した。ブラッシング時にも痛みを感じることが多いとのことで、初診時の口腔清掃習慣は、1日3回の横磨きを中心としたブラッシングで、ブラッシング圧は強く、ストローク幅も大きい状態であった。

　側方運動時、左右側ともに犬歯から第1大臼歯までのグループファンクションを示すが、|7 に早期接触があり、|6 、|56 に平衡側での咬合干渉がみられた。|34 、2|3 の切端に咬耗がみられ、ほとんどすべての歯の頬側歯頸部に楔状欠損もしくは充填が認められ、3| 、2|3 、4|3 などに辺縁歯肉の退縮がみられた。エックス線写真上にて、|6 、|3 、|6 、|2 に垂直性骨吸収が認められ、咬合性外傷を伴う歯周組織の破壊が進行したと考えられた。

治療計画：初診時の所見から、広汎型中等度慢性歯周炎、二次性咬合性外傷と診断し、以下の治療計画を立案した。

1. 口腔衛生指導、縁上スケーリング、休薬の可否に関して内科への対診
2. |7 抜歯
3. スケーリング・ルートプレーニング（SRP）、咬合調整
4. ナイトガード装着、歯頸部欠損のコンポジットレジン充填
5. 再評価
6. サポーティブペリオドンタルセラピー（SPT）

　BP製剤服用であることを考慮し、保存不可能な |7 の抜歯を休薬のうえ行い、また一般的な治療計画であれば深いポケットを有する |4-6 にフラップ手術を立案をすることが多いが、できるだけ観血治療を避けるために非外科的な治療で歯周ポケットを浅くすることを目指した。

治療経過：初診時には |7 の急性炎症が消退していたため、通常の歯周治療どおりに口腔清掃指導から行い、プラークコントロールの確立を図った。|7 の抜歯については当初同意が得られなかったが、保存が困難であり、急性炎症再発の可能性が高いこと、整形外科医への対診によりBP製剤への対応を考慮した治療を行うことを説明し、同意が得られた。担当整形外科医との対診の結果、内服してからまだ期間も短いため、3カ月の休薬で抜歯を行った。

　口腔衛生指導は適切なブラッシングの確立のために歯ブラシの動かし方を重点的に行った。患者

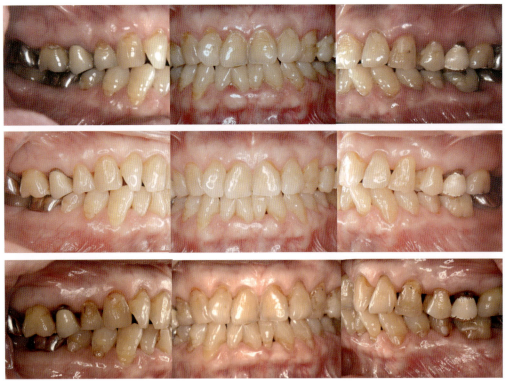

図1 初診（上）、SPT 開始（中）、SPT 開始後7年（下）の口腔内写真
初診時には辺縁歯肉の顕著な発赤、腫脹が認められる。SPT 移行後は現在まで良好なプラークコントロールを維持している。

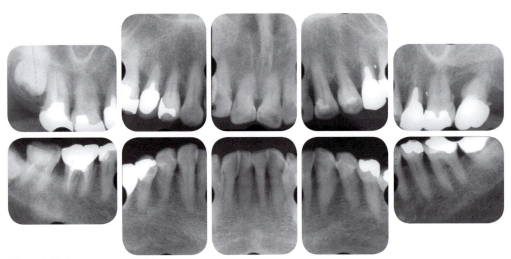

図2 初診時のエックス線写真

表1 初診時の歯周病検査　赤字はBOP（＋）黄色マーカーは排膿を示す

動揺度			0		1	0	0	0	0	0	0	0	0	0	0	1	1	0	2	
根分岐部病変					Y/I																
PPD (BOP)	(B)			3 6 2	2 3 4	4 2 2	2 1 5	5 1 1	3 1 2	3 1 2	1 2 1	2 1 1	1 4 6	5 5 2	4 5 3	3 2 5	6 7 6		
	(P)			6 5 5	4 2 6	5 2 3	3 2 5	4 1 3	3 2 5	4 2 3	3 3 4	5 4 7	2 3 4	6 3 4	6 4 5	4 3 4	3 6 7		
		8	7	6	5	4	3	2	1	1	2	3	4	5	6	7	8				
PPD (BOP)	(L)		4 3 4	6 2 2	2 1 4	4 1 2	2 1 2	2 1 2	1 1 1	2 1 2	2 1 2	2 4 4	2 3 3	4 3 3	3 3 4		
	(B)		4 5 5	5 2 3	2 2 2	3 2 2	2 2 1	2 2 1	5 4 1	2 1 1	4 4 1	2 2 2	4 4 1	2 2 2	4 6 5	6 6 6 5	
根分岐部病変															I				
動揺度			0	0	0	0	0	0	0	0	0	0	0	0	0	0		

はブラッシングに対する意識が高いものの、ストローク幅が大きく、圧が強いため、その為害作用を説明し、スクラビング法を指導し、習得してもらった。しかしながら、急いでいる時などに、つい指導前のブラッシングに戻ることがあるとのことで、機会あるごとにブラッシング方法の注意を

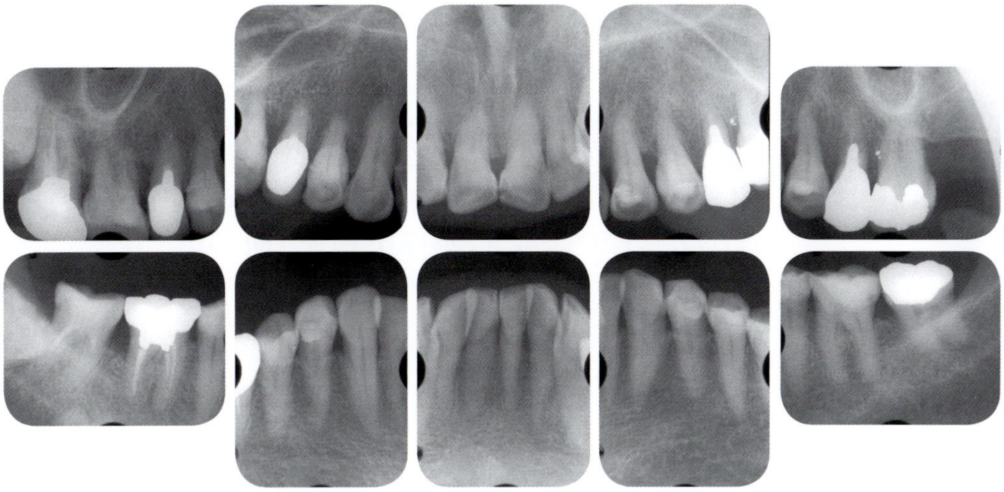

第5章 ⑪──全身疾患② 骨粗しょう症―中等度慢性歯周炎患者に非外科的治療を行った症例―

図3 SPT開始後5年のエックス線写真

表2 SPT開始後7年の歯周病検査　赤字はBOP（＋）

動揺度			0	0	0	0	0	0	0	0	0	0	0	0	0	
根分岐部病変				Ⅰ												
PPD (BOP)	(B)		2 2 2	2 1 2	2 1 1	2 1 2	2 1 2	2 1 1	1 1 1	1 1 1	1 1 2	2 1 2	2 1 2	4 1 2	2 1 2	
	(P)		2 1 2	2 1 2	2 1 2	2 1 2	2 1 1	2 2 1	2 1 2	2 1 1	1 1 1	1 1 2	1 1 1	1 1 1	2 1 2	
		8	7	6	5	4	3	2	1	1	2	3	4	5	6	7	8
PPD (BOP)	(L)		1 1 2	2 1 2	2 1 1	1 1 1	1 1 1	1 1 1	1 1 1	1 1 1	1 1 1	1 2 1	2 1 2	1 2 2	1 2 2 1	2
	(B)		2 1 2	2 1 1	1 2 1	2 2 1	1 1 1	1 1 1	1 1 1	1 1 1	1 1 2	2 1 2	1 2 1	1 1 2	1 1 2	
根分岐部病変														Ⅰ		
動揺度			0	0	0	0	0	0	0	0	0	0	0	0	0	

促し、プラークコントロールの確立を徹底した。当初46%であったO'LearyのプラークコントロールレコードPCR）も、SRP実施前の再評価時には18%に改善し、その後も20%以下のレベルでのプラークコントロールを現在に至るまで維持している。

スケーリング・ルートプレーニング（SRP）実施時にはBP製剤の服用を再開していたが、通常どおり行った。術前に深いポケットが存在していた|4-6はSRPおよび咬合調整後にも4～5mmのポケットが残存したが、再SRPを行うことでポケットの除去が達成できた。また、昼間の喰いしばりが判明し、睡眠時のブラキシズムも疑われたため、ナイトガードを装着し、歯頸部の楔状欠損は適宜充塡を行った。

再評価時に炎症のコントロールが確認できたため、3カ月間隔のサポーティブペリオドンタルセラピー（SPT）へと移行した。アブフラクションにより根面が露出している部分が多く、ブラッシング圧やストローク幅は適切なレベルに保たれているかについても適宜確認している。また、ブラキシズムが歯周組織破壊のリスクとして存在しており、リスクを下げるためにも口腔清掃状態の確認を注意深く行っている。

SPT開始後6年目に|5近心口蓋側のセメント質剥離が生じたことで6mmのポケットが生じたが、定期的なSPTの継続により歯の保存が可能であると判断し、現在も4mm、BOP(−)のポケットが残存しており、経過を観察している。

まとめと考察

本症例のように、骨粗しょう症患者に関してはBP製剤の服用の有無や投与方法に関して確認が必要である。抜歯に関しては休薬が必要であるが、非外科的な歯周治療であれば通常どおり実施できる。初診時にBP製剤服用中であることが判明していたため、計画的な抜歯とその休薬期間を歯周基本治療の一部にあてた。現在SPTにて治療を継続中であるが、BP製剤の服用期間も長期化しており、抜歯が困難な状況であるため、プラークコントロールと咬合性外傷について慎重な経過観察が必要と考えられる。

全身疾患③
エイズ：後天性免疫不全症候群 (Acquired Immune Deficiency Symdrome)
―歯周治療を含む歯科治療例―

吉田 治志

　後天性免疫不全症候群（AIDS）では、ウイルス（HIV）がCD4陽性細胞（Tリンパ球）を選択的に攻撃し、免疫機能の低下により易感染状態が惹起される。病態の把握にはウイルス量、CD4陽性細胞値が主要な目安となる。病態の進行に伴い、CD4値が200/μl より低下すると、急性壊死性潰瘍性歯周炎（ANUG）、帯状歯肉紅斑などの口内症状が発症する場合がある[1]。近年抗ウイルス療法（ART療法）の普及[2]により、歯科受診時にウイルスが検出される、あるいはCD4値の著しく低下した（200/μl未満）患者は少なくなってきている。その結果、上記の特徴的な歯周疾患病変[1]の発症頻度も減少し、地域の歯科医療機関への受け入れも望まれている[3]。ここではCD4値が20/μl未満まで低下し、発熱を生じた患者の介入例を紹介する。

患者：40歳、男性
主訴：7̄ 歯冠脱落
既往症：AIDS（1997年4月6日から7月24日まで入院）、カリニ肺炎、サイトメガロウイルス症、薬剤アレルギー、聴覚障害
現症：発熱のため呼吸器内科に入院となる。エピビル（Lamivudine）、クリキシバン（Indinavir）など抗HIV剤投与を開始し、6.5×10^3 コピー/mlあったHIV-RNA量は2週間で4×10^2 コピー/ml未満（当時の検出限界）に減少した。呼吸器内科入院後半に 7̄ う蝕治療目的で当部へ紹介受診となった（図1）。当該歯は重度の歯冠崩壊を認め抜歯を行った。全顎において辺縁歯肉には発赤、腫脹がみられた（図2）。
診断名：軽度慢性歯周炎
治療経過：著しい易出血性（血小板値：3×10^4/μl）およびCD4値低下（20/μl）のため、ブラッシング指導から実施した。聴覚障害のため、指導は筆談あるいは手話通訳を介して行った。咀嚼機能回復の要望が強く、また、歯周病変よりう蝕病変のほうが顕著であったため（図3）、歯内治療、歯冠修復治療等の咀嚼機能回復を優先的に行い、通院管理に移行した。約1年後CD4値が200/μlまで回復した時期に歯周病検査、歯周基本治療を開始した（表1）。その後、患者の希望でほかの一般歯科診療科へ転科したが、4年後に再び当部に復帰、歯周基本治療を継続して行い、再評価を実施した。結果として、プラークコントロールは改善し（図4）、抜歯により除かれた病的ポケット部位があるものの、すべての測定部位で歯周ポケットは基準値の範囲であった（表2）。なお、歯周基本治療期間中の検査値としてCD4値、血小板値はそれぞれ400/μl、10万/μlを維持し、ウイルス量は検出限界以下を示した。

> **Column**
> **＜歯科介入の目安＞**
> 　免疫機能の目安であるCD4陽性細胞値が200/μl以上ならば、歯科治療からのリスクはないとされる。さらに好中球数が1000/μl以下の場合、侵襲を伴う観血治療では抗菌薬の予防投与を検討すべきである。また、HIV-RNAウイルス量が検出限界（50コピー/ml）以下であれば、歯科治療後の事故（針刺し等）による感染はまずないと考えられる[1]が、地域のAIDS拠点病院と事故後の対応について連携できていることが望ましい。

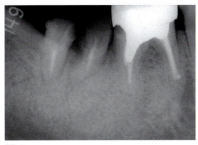
図1

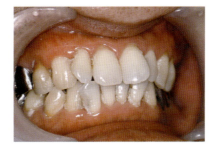
図2-1

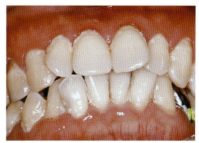
図2-2　拡大

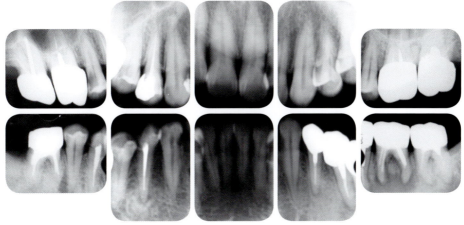
図3

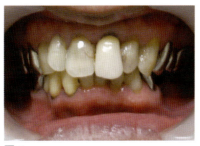
図4

表1　歯周基本治療開始時（Jun.98）

動揺度		0	0	0	0	0	0	0	0	0	0	0	0	0	0	
PPD(B) (BOP)		4	3	2	2	2	2	2	1	1	2	1	1	2	3	
		2	3	2	1	2	2	1	1	1	1	1	2	2	3	3
	8	7	6	5	4	3	2	1	1	2	3	4	5	6	7	8
PPD(L) (BOP)		3	3	3	2	1	1	1	1	1	2	2	3	3		
		2	2	2	1	1	1	1	1	2	3 2 4	3 1 2	4			
動揺度		0	0	0	0	0	0	0	0	0	0	0	0			

表2　再評価時（Nov.15）

動揺度	0	0	0	0	0	0	0	0	0	0	0	0	0	0
PPD(B)(BOP)	212	211	212	212	212	212	212	212	211	112	213	112	213	222
(P)	332	211	121	122	213	111	211	212	121	112	213	222	322	211
	8	7	6	5	4	3	2	1	1	2	3	4	5	6	7	8
PPD(L)(BOP)		211		212	111	111	111	111	122	212	213	223		
(B)		213		112	112	112	112	112	112	212	212	212		
動揺度	0	0	0	1	0	0	0	0						

参考文献

1) 木村　哲, 満屋裕明, 白坂琢磨：HIV 感染症「治療の手引き」, 第18版, 東京, 日本エイズ学会 HIV 感染症治療委員会, 2014.
2) 池田正一：HIV 感染症の歯科治療マニュアル, 東京, 厚生労働省エイズ対策研究事業, 2005.
3) 宇佐美雄司：HIV 感染症歯科診療ネットワーク取組事例集（改定版）, 名古屋, 国立病院機構名古屋医療センター, 2014.

全身疾患④
重症筋無力症

和泉 雄一

患者：44歳、男性
主訴：歯肉の増殖および出血。
既往歴：高血圧にてCa拮抗薬（アダラート）およびACE阻害薬（レニベース）を2006年より服用していた。途中、重症筋無力症にて拡大胸腺摘出術を受け、術後1カ月ステロイド剤（プレドニゾロン）を服薬し、投与中止後より免疫抑制剤（プログラフカプセル）を服用した。
現病歴：歯肉の増殖と炎症を数年前より自覚し、ステロイド剤投与に伴い増悪がみられ、近医を受診したところ本院を紹介された。
現症：全顎的に歯肉腫脹、増殖が著しく、深い歯周ポケットと歯槽骨吸収が認められた（図1、2、表1）。
診断名：薬物性歯肉増殖を伴う広汎型慢性歯周炎
治療計画：
1. 口腔衛生指導、縁上スケーリング、医科への対診
2. 再評価
3. スケーリング・ルートプレーニング（SRP）|7 抜歯
4. 再評価
5. |123、|123 Er:YAGレーザーによる歯肉切除
6. カリエス治療
7. サポーティブペリオドンタルセラピー（SPT）

治療経過：
　初診時は全体的にプラークの付着が著しく、O'Learyのプラークコントロールレコード（PCR）が67.3%であったため、まずは口腔衛生指導から行った。口腔衛生指導では鏡を見ながら丁寧に磨くこと、フロスや歯間ブラシを使用することを伝えた。指導による反応がよく、2回目の来院時にはPCR10%と大幅な改善を認めた。神経内科への対診を行い、重症筋無力症、高血圧の状態および歯科治療における留意点を確認した。Ca拮抗薬（アダラート）およびACE阻害薬（レニベース）は、アンジオテンシンⅡ受容体拮抗薬（ディオバン）に変更された。

　縁上スケーリング後の再評価を行ったところ、初診時よりは歯周ポケット深さの改善を認めたが、全顎的に4mm以上のポケットが残存したため、SRPを行った。|7 は歯肉縁下に及ぶカリエスのため保存困難と診断し、抜歯を行った。抜歯後の抗菌薬は免疫抑制剤（プログラフカプセル）の副作用である腎障害を考慮し、マクロライド系のジスロマックを投与した。

　歯周基本治療後の再評価を行ったところ、局所的に歯肉増殖が残存したためEr:YAGレーザーによる歯肉切除を行った（図3、4、表2）。重症筋無力症、高血圧を有する患者であるため、Er:YAGレーザーを用いることで低侵襲かつ低ストレスな治療を試みた。|23 は歯肉切除を行った後、根面カリエスを認めたためコンポジットレジン充填を行った（図4）。その後最終評価を行い、残存ポケットに関してはSPTで対応していくこととした（図5、6、表3）。

まとめと考察
　患者は高血圧と重症筋無力症を患っていた。Ca拮抗薬による薬物性歯肉増殖に対しては徹底的なプラークコントロール、薬物の変更、歯肉切除術にて対応を行った。

　重症筋無力症は筋力低下の現れる範囲によって病態が分類され、治療方法も病態によって様々である。コリンエステラーゼ阻害薬、免疫抑制剤、ステロイドなどが治療に使われるため、侵襲的な

第5章 ⑬ ── 全身疾患④ 重症筋無力症

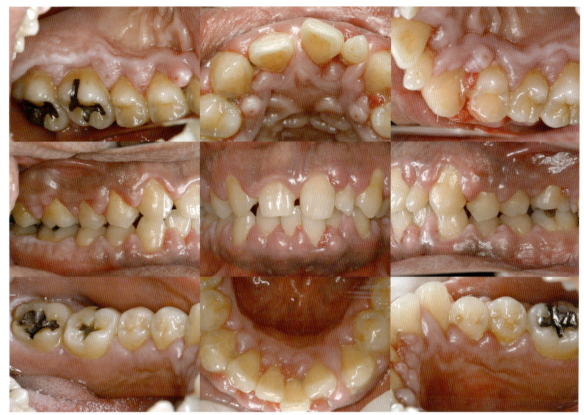

図1　初診時口腔内写真
　　　全顎的に歯肉の腫脹、発赤を認める

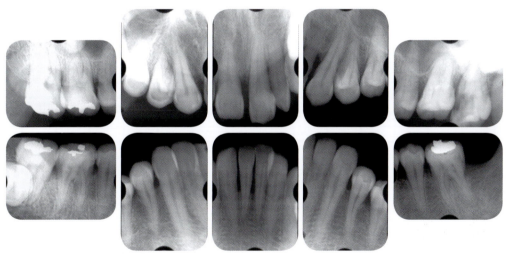

図2　初診時エックス線写真

表1　初診時歯周病検査　赤字はBOP(+)

動揺度			0		0		0		0		0		0		0		0		0		0		0		0		0		0	
PPD (BOP)	(B)		4	6	6	7	6	5	7	3	7	3	6	6	2	6		5	2	6	6	2	5	8	6	8	9	2	8	7	3	6	7	2	7	9	4	4	10	4	5	
	(P)		5	3	8	5	4	8	5	4	6	7	7	6	5	5	6		4	4	5	5	4	4	5	6	4	9	6	6	8	6	5	7	8	4	8	7	6	6	
		8		7		6		5		4		3		2		1		1		2		3		4		5		6		7		8
PPD (BOP)	(L)		4	3	5	4	3	6	4	3	5	4	5	6	6	5	7		6	4	5	6	5	6	4	7	6	4	5	6	4	7	6	4	5	3	6	3	5			
	(B)		5	8	5	5	3	4	4	2	4	4	2	5	5	2	6		6	2	7	4	9	5	8	4	8	4	8	7	7	8	4	7	5	3	7	5	2	5	4	2	7
動揺度			0		0		0		0		0		0		0		0		0		0		0		0		0		0		0	

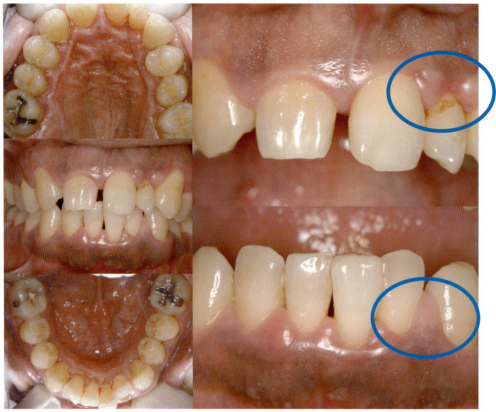

図3 歯周基本治療後再評価時口腔内写真
　　 1̲23、1̲23に局所的な歯肉増殖を認める。

表2 歯周基本治療後再評価時歯周病検査

		8				7			6			5			4			3			2			1			1			2			3			4			5			6			7			8		
動揺度						0			0			0			0			0									0			0			0			0			0			0			0			
PPD (B) (BOP)					4	2	2	2	2	2	3	2	2	3	2	2	3	2	3				2	2	2	2	4	5	4	5	4	2	2	2	3	3	2	3	2	3	3	2	3						
PPD (P) (BOP)					4	2	3	3	2	3	3	2	3	2	2	2	2	2	2				3	2	3	2	3	4	4	3	4	2	2	2	3	2	2	2	2	2	2	3	3						
PPD (L) (BOP)					3	3	3	2	2	2	2	2	2	2	2	2	2	2	2				2	2	2	3	2	3	3	3	2	2	2	2	2	2	2	3	2	3									
PPD (B) (BOP)					3	3	2	3	3	2	2	2	2	2	2	2	2	3	2				3	3	2	4	5	3	5	5	2	3	2	2	2	2	3	2	3	2	2	2							
動揺度						0			0			0			0			0			0						0			0			0			0			0			0						

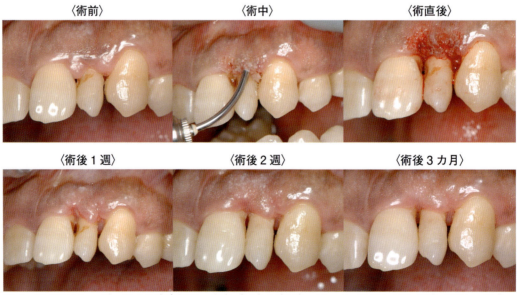

〈術前〉　〈術中〉　〈術直後〉
〈術後1週〉　〈術後2週〉　〈術後3カ月〉

図4 Er:YAGレーザーによる歯肉切除　出力（パネル表示）：80 mJ、繰返しパルス数：30Hz、注水、非注水照射併用、局麻使用（キシロカイン 0.2ml）

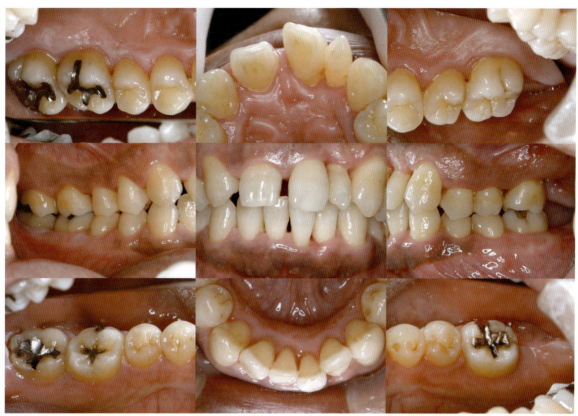

図5 最終評価時口腔内写真
全顎的に歯肉の炎症の改善を認める。

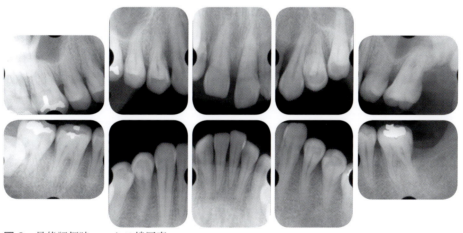

図6 最終評価時エックス線写真

表3 最終評価時歯周病検査　赤字はBOP（+）

動揺度			0	0	0	0	0		0	1	1	0	0	0	0	
PPD (B)			3 2 2	2 3 2	3 2 2	2 2 2	3 1 3		2 2 2	2 1 2	1 1 2	1 1 3	3 1 3	3 2 3	3 2 2	
(BOP) (P)			3 4 4	3 3 3	3 2 3	3 2 3	3 3 2		2 1 3	2 3 2	2 2 2	2 3 3	3 3 3	3 2 1	3 4 3 2	
		8	7	6	5	4	3	2	1	1	2	3	4	5	6	7	8
PPD (L)			3 4 2	3 2 4	3 2 2	2 2 1	2 1 2	2 1 2	2 1 2	1 2 2	1 2 2	1 2 1	2 1 3	2 1 3	3 1 2	2 2 4	
(BOP) (B)			3 4 3	4 1 2	2 2 1	2 3 1	3 1 3	1 3 1	3 1 2	1 2 1	2 1 2	2 2 2	2 1 3	2 1 3	2 1 2	2 1 2	
動揺度			0	0	0	0	0	0	1	1	0	0	0	0		

歯科治療を行う前に確実に医科に対診をとることが必要である。本症例では、免疫抑制剤の副作用である腎障害を考慮し、歯科治療にて処方する抗菌薬はマクロライド系を選択した。また、歯肉切除の際も易感染性を考え、Er:YAGレーザーによる低侵襲な処置を行った。

経口抗菌療法を併用した治療①
侵襲性歯周炎に罹患した脳性麻痺患者の症例
（静脈内鎮静法下）

長田　豊

患者：45歳（再初診時）、男性（障害者支援施設入所）

主訴：歯の動揺および口臭が気になる（施設職員の主訴）

障害名：脳性麻痺（小頭症）、重度知的能力障害

全身的既往歴：先天性網内系細胞形成不全症

現病歴：33歳頃に当歯科診療所を受診し、う蝕および歯周治療を行ったが中断する。その後、11年ぶりにP急性発作で再受診した。

現症（口腔内所見）：全顎的に歯肉の発赤・腫脹・排膿および歯の動揺が著明（65％）で、歯の移動が認められた（図1）。歯周ポケットは4〜6mmが48％、7mm以上が42％で深いポケットの割合が多かった。エックス線所見では、歯槽骨の吸収は根の1/2〜2/3と著明であった（図2）。口腔清掃の自立が困難であったため、施設職員が清掃を行っていた。

診断名：広汎型侵襲性歯周炎（遺伝疾患関連性歯周炎）

治療計画：重度の知的能力障害があり、セルフケアが困難なため施設職員に介助ケアの指導を行う。また、歯周基本治療としてSRPおよび保存不可能な6⌋、⌊6の抜歯とう蝕治療を身体抑制下にて実施。再評価後、細菌検査を行い、その結果により、静脈内鎮静法下で全顎SRPと抗菌療法の併用療法を考慮する。再評価後SPTに入る。

治療経過：治療に対して非協力的なため、身体抑制下で歯周基本治療および6⌋、⌊6の抜歯、⌊7、7⌋の充填治療を行った。再評価時には、歯肉の発赤・腫脹・排膿は改善されてきたが、深い歯周ポケットの割合は4〜6mmが36％、7mm以上が8％であった。また、動揺歯の割合は61％であった。その後、短期リコールでSRPを繰り返していたが病状は安定しなかった。そこで、歯周病原細菌のうち4菌種（*Aggregatibacter actinomycetemcomitans*：Aa、*Porphyromonas gingivalis*：Pg、*Tannerella forsythia*：Tf、*Prevotella intermedia*：Pi）について細菌検査を行った。

　再評価時の細菌検査では、Aa菌が23％と高比率で検出され、Pg菌、Tf菌も検出されたので、経口抗菌療法として治療1時間前と治療後1週間レボフロキサシン投与、静脈内鎮静法下（プロポフォール、ミダゾラムの併用）にて全顎SRPを施行した。術後、1カ月・3カ月・6カ月後に臨床的・細菌学的評価を行った。併用療法後、歯肉の発赤・腫脹・排膿は消失し（図3）、深い歯周ポケットの割合は、術後1カ月目で4〜6mmが17％、7mm以上が0％に改善し、病状は安定した（図5）。また、エックス線所見では、歯槽硬線の明瞭化が認められた（図4）。その後2カ月間隔でSPT施行。術後3年経過するが、病状は安定している。

<u>細菌学的変化</u>

　再評価時に高比率であったAa菌およびPi菌は、術後6カ月間検出限界以下であったが、Tf菌は術後6カ月でわずかに検出された。その後、2カ月間隔でSPTを行っていたが、2年8カ月後でも4菌種すべてにおいて検出限界以下であった（図6）。

第5章 ⑭──経口抗菌療法を併用した治療① 侵襲性歯周炎に罹患した脳性麻痺患者の症例（静脈内鎮静法下）

初診時口腔内所見

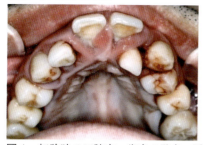
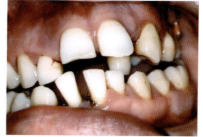
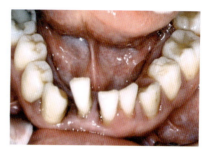

図1　初診時の口腔内：歯肉の発赤・腫脹・排膿および歯の移動が認められる

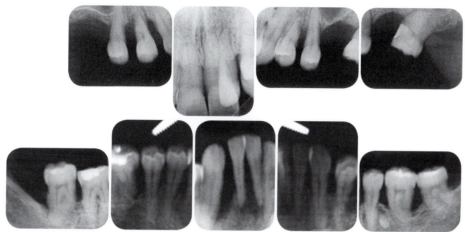

図2　初診時のエックス線写真：全顎的に骨吸収は著明である

術後の口腔内所見

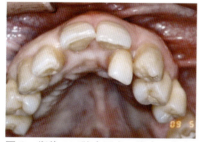
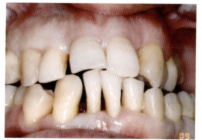
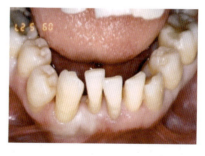

図3　術後の口腔内写真：歯肉の炎症は改善され、移動した歯も元に戻っている

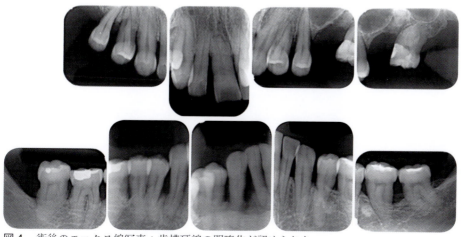

図4　術後のエックス線写真：歯槽硬線の明瞭化が認められた

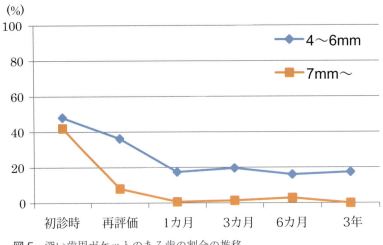

図5　深い歯周ポケットのある歯の割合の推移

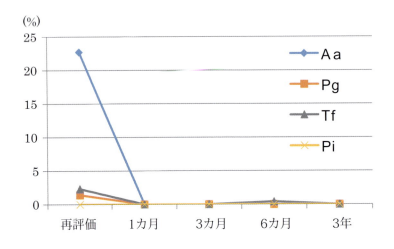

図6　歯周病原菌の比率の推移

まとめと考察

　広汎型侵襲性歯周炎に罹患した重度知的能力障害を伴う脳性麻痺患者に対して再評価後、静脈内鎮静法下で抗菌療法と全顎SRPを含む歯周治療を行った結果、術後の発熱や抗菌薬の副作用もなく、治療経過は良好で、その後2～3カ月間隔でSPTを行い約3年経過したが、歯周組織の病状は安定している。

　良好な経過が得られた要因としては、歯周病原細菌検査後モニタリングしながら抗菌療法を併用して歯周治療を行ったこと。また、その後歯科衛生士による的確なSPTの実施と施設職員による毎食後の徹底した口腔ケアの実践などが考えられた。

参考文献

1) 長田豊，鮎瀬卓郎，三村恭子，井元拓代：精神遅滞を伴う脳性麻痺患者に経口抗菌療法を併用した歯周治療を行った1例．障歯誌　33：172-177，2012．

経口抗菌療法を併用した治療②
重度慢性歯周炎に罹患した てんかん患者の症例
（静脈内鎮静法下）

長田 豊

患者：35歳（初診時）男性（障害者支援施設入所）
主訴：右上奥歯の歯ぐきの腫れ（施設職員の主訴）
障害名：重度知的能力障害、音声言語障害、てんかん、精神疾患
全身的既往歴：障害者支援施設入所時からてんかん発作があり通院投薬中。また、精神的に不安定なことも多く、入退院を繰り返している。
服用薬：ニューレプチル（抗不安薬）、フルニトラゼパム（睡眠薬）、カルバマゼピン（抗けいれん薬）、アキリデン（筋弛緩薬）など
現病歴：施設職員が仕上げ磨きを行っていた時に右上の歯ぐきの腫れに気づき、当診療所を受診する。
現症（口腔内所見）：プラークコントロールは、施設職員による介助磨きで清掃状態は普通であり、歯肉縁上歯石も多くはない。また、6」の頬側歯肉峡移行部に歯周膿瘍を形成し、1」の歯肉の腫脹と排膿を認めた（図1）。深い歯周ポケットの割合は術前では、4〜6mmが39.8％、7mm以上が7.5％であった。動揺歯の割合は、術前55％であった。また、エックス線所見では、歯槽骨の吸収が著明で、大臼歯部は1〜2度の分岐部病変が認められた（図2）。
診断名：広汎型重度慢性歯周炎
治療計画：重度の知的能力障害のためセルフケアが困難で、施設職員へ介助ケアを指導しながら、歯周基本治療として身体抑制下でSRPを実施。再評価時に細菌検査あるいは抗体価検査の実施。その結果により非外科治療として、静脈麻酔下にて経口抗菌療法と全顎SRPの併用療法を考慮する。再評価後、SPTに入る。
治療経過：重度の知的能力障害のため治療に非協力的であったので、身体抑制下にて全顎のスケーリングを行った。その後、再評価時に歯周病関連菌のうち4菌（*Aggregatibacter actinomycetemcomitans*：Aa、*Porphyromonas gingivalis*：Pg、*Prevotella intermedia*：Pi、*Eikenella corrodens*：Ec）に対する抗体価検査（指尖毛細血管採血）を行った結果、Pg菌に対するIgG抗体価が高く、抗菌療法が適応であった。そこで、静脈麻酔下（プロポフォール、ミダゾラムの併用）にて経口抗菌療法（アジスロマイシンを3日間服用）と One-Stage Full Mouth Scaling and Root Planing（OS-FM-SRP）の併用療法を実施した。抗菌療法開始時と、再評価時に、臨床的パラメータおよび歯周病原菌に対するIgG抗体価検査を行った。

治療経過において、深い歯周ポケットの割合は、術後1カ月で4〜6mmが19.4％、7mm以上が1.1％と改善し、6カ月間維持していた（図3）。また、ポケット改善率は深いポケットほど高かった。動揺歯の割合は術前55％であったが、1カ月後に10％に減少し（改善率82％）、その後6カ月間維持していた（図4）。Pg菌に対するIgG抗体価は、術前では30と高値であったが、術後1カ月では約1/10に減少し、その後6カ月まで低レベルを維持していた。他の3菌種に対するIgG抗体価は、開始時から術後3カ月まで健常者と同レベルであった（図5）。術後、歯肉の腫脹や排膿は改善された（図6）。また、エックス線所見では、歯槽硬線の明瞭化や分岐部歯槽骨の改善も認められた（図7）。

初診時口腔内所見

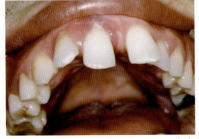
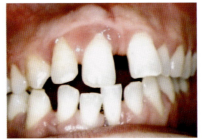
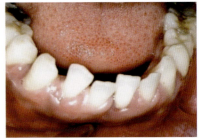

図1　初診時の口腔内写真：6|の歯肉頰移行部の腫脹および上顎前歯部から排膿が認められる

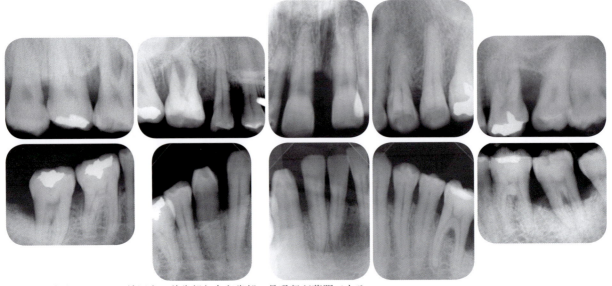

図2　初診時のエックス線写真：前歯部と大臼歯部の骨吸収が著明である

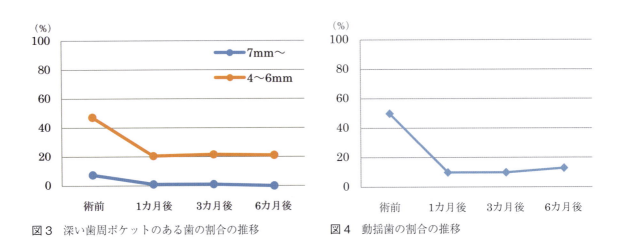

図3　深い歯周ポケットのある歯の割合の推移　　図4　動揺歯の割合の推移

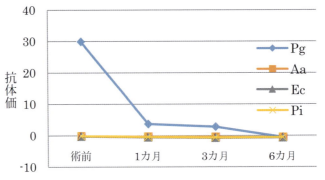

図5　歯周病原細菌に対するIgG抗体価

術後の口腔内所見

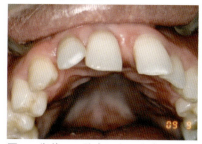
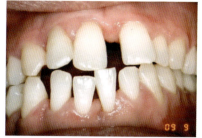
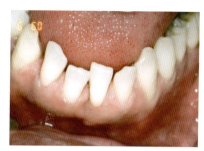

図6　術後の口腔内写真：歯肉の炎症の改善が認められる

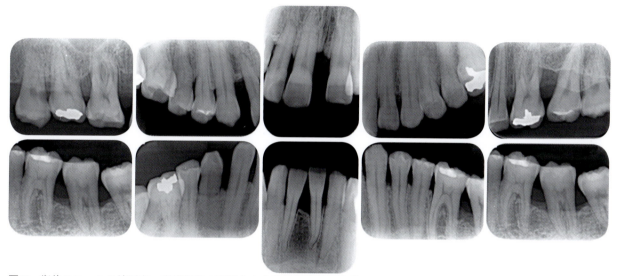

図7　術後のエックス線写真：歯槽硬線の明瞭化や分岐部歯槽骨の改善が認められる

まとめと考察

重度の知的能力障害のあるてんかん患者に対して、静脈内鎮静法下にて経口抗菌療法を併用した歯周治療を行った結果、歯周組織の状態は顕著に改善された。

本症例の抗菌療法で使用したニューマクロライド系抗菌薬のアジスロマイシンは、グラム陰性菌に対する抗菌活性が強く、組織移行性が高く、特にPg菌に有効であると報告されている[2]が、本症例でも効果的であった。また、全顎一度にSRPを繰り返すと菌血症の可能性が高くなり、術後に発熱するケースもある。特に、障害者や有病者は様々な疾患を有し、免疫力が低下している場合も多く、菌血症を生じさせないような配慮が必要となる。本症例では、術前に抗菌薬を服用したので、菌血症の可能性も低く、術後の発熱や歯肉の腫脹もなかった。

また、今回実施した抗体価検査（指尖採血）システムは、指先から2〜3滴の微量の採血で済むため、非協力的で体動著明な患者でもサンプリングが可能であり、身体的負担も少なく、歯周病原細菌の感染度と感染タイプの判別や治療経過をモニタリングする際にも有用であった。

参考文献

1) 長田豊，三村恭子，井元拓代，山下美年子，鮎瀬卓郎：障害を有する歯周炎患者における簡易抗体検査法の検討．障歯誌，30：467，2009．
2) 金子明寛：縁下歯石除去時の抗菌薬使用のガイドライン．歯医学誌，27：25-29，2008．

第5章 障害者・有病者に対する歯周治療について（症例）⑯

経口抗菌療法を併用した治療③
重度慢性歯周炎に罹患したダウン症候群患者の症例

長田　豊

患者：35歳（初診時）、男性（平成18年7月再初診）
主訴：歯科検診および治療
障害名：ダウン症候群
家族歴：特記事項なし
既往歴：生後ダウン症と診断され、養護学校（特別支援学校）を卒業後、現在は障害者支援施設に通所中。
　ADLは半介助であるが、先天性心疾患などの合併疾患はない。
現病歴：15歳時にう蝕治療を主訴として当診療所を受診。う蝕治療や歯周治療を行い定期管理となるが、その後中断。35歳時に、う蝕や歯石の沈着が気になり、歯科検診を目的として当診療所を再受診した。
現症：清掃状態は極めて不良で、多量のプラークや歯石が沈着していた（PCR100％）。歯周ポケットの割合は4～6mmが13.5％、7mm以上が1.3％であり、全顎的に深い歯周ポケットが認められた。また、動揺歯の割合は81％であり、根長の1/2以上に及ぶ水平性の骨吸収が認められた。また、う蝕は多数歯に認められた（図1）。清掃は半自立であるが、仕上げ磨きは拒否する状況であった。また、下顎前部に触覚過敏が認められ、下唇の緊張が強かった。
診断名：広汎型重度慢性歯周炎、多数歯う蝕
治療方針：清掃不良のため、本人と家族（主介護者である母親）にTBIを行う。下唇部に過敏（緊張）があるので脱感作療法（P.46参照）を行いながら歯周基本治療で対応する。う蝕に関しては、修復治療や$\overline{5}$の抜歯後ブリッジの作製を行い、再評価後SPTに移行する。
治療経過：歯周基本治療後の再評価後、SPTに入り3カ月間隔でリコールを繰り返していたが、歯周ポケットの割合は4～6mmが16.7％、7mm以上が0.6％、動揺歯の割合は50％と歯周組織の病状は安定せず悪化傾向であった。そこで、経口抗菌療法とSRPの併用療法を行った。
　まず、術前に歯周ポケット最深部よりペーパーポイントにより歯肉縁下プラークの採取を行い、歯周病原細菌（*Aggregatibacter actinomycetemcomitans*：Aa, *Porphyromonas gingivalis*：Pg, *Tannerella forsythensis*：Tf, *Prevotella intermedia*：Pi）の検査を行った。その結果、Pg菌とTf菌が検出された（Pg菌の比率はハイリスクであった）ので、これらの細菌に有効な抗菌薬（アジスロマイシン）を選択し、併用療法開始直前（1時間前）および術後3日間服用した。同時に全顎SRPを施行した。術後、1カ月・3カ月・6カ月後に臨床的・細菌学的評価を行った。
臨床的変化
　術後、歯肉の発赤・腫脹は改善し、病状は安定した。術後1カ月での歯周ポケットの割合は、4～6mmが2.6％、7mm以上が0％と減少した。また、動揺歯の割合は38％と改善し、その後3カ月までは維持していた。しかし、術後6カ月以降は深いポケットや動揺歯は増加傾向にあった（図3、4）。
細菌学的変化
　術前にPg菌が高比率で検出され、Tf菌も検出されたが、併用療法後1か月目ではPg菌、Tf菌共に未検出であった。Tf菌は術後3カ月頃より検出され、Pg菌は術後6カ月頃から検出されてきた（図5）。
SPT中の経過
　併用療法後の細菌の再増殖の期間や清掃状態を考慮し、1～2カ月の短い間隔でSPTを行った結果、2年後でも歯周組織の病状は安定している。

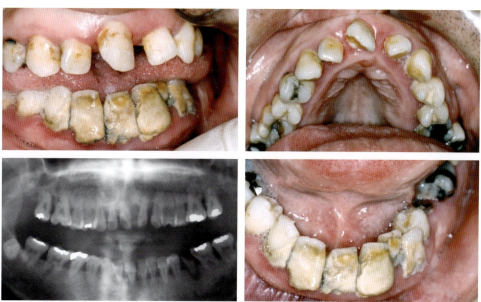

図1　再初診時の口腔内写真およびパノラマエックス線写真[1]

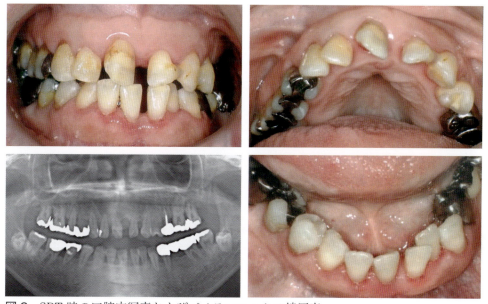

図2　SPT時の口腔内写真およびパノラマエックス線写真

また、触覚過敏は軽減したが、下唇の緊張は残存しているため、同部のプラークコントロールが悪く、毎回歯石の沈着が認められる（図2）。

まとめと考察

　ダウン症候群患者の歯周疾患に関しては、歯周病原細菌の早期定着・増殖、免疫力の低下（多形核白血球や単球の機能低下）、修復力の低下などにより早期に発症し重度化しやすい[2]。また、短根歯という形態的特徴もあり永久歯の早期喪失の原因となる。一方、ダウン症候群患者は、知的能力障害を伴うため、プラークコントロールを良好に維持するのが困難で、歯周治療の効果が期待できないケースも多く、早期からの歯周治療と予防管理が必要となる。

　本症例では、重度慢性歯周炎に罹患したダウン症候群患者に対して通常の歯周基本治療を行った結果、歯周組織はある程度改善したが、病状が安

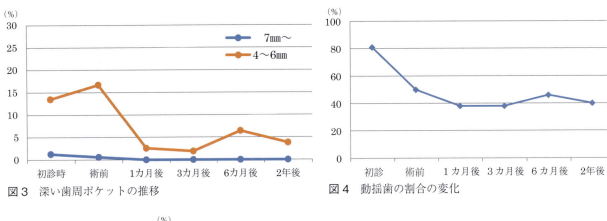

図3　深い歯周ポケットの推移　　　　　　図4　動揺歯の割合の変化

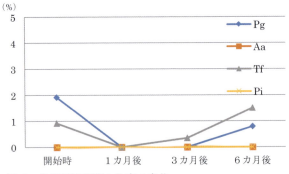

図5　歯周病原細菌の比率の変化

定しなかった。その一因として歯周病原細菌であるPg菌などの早期定着や再増殖が考えられた。そこで併用療法を行った結果、術後3カ月までは、臨床的にも細菌学的にも改善が認められ、ダウン症候群患者においても効果的な療法であることが確認された。

重度歯周炎に罹患しているダウン症候群患者では、定期的に歯周病原細菌のモニタリングを行い、必要に応じて併用療法を行うことが効果的であると考えられた。

参考文献
1) 長田豊，井元拓代，三村恭子：重度歯周炎に罹患したダウン症患者の治療経過．障歯誌 31(3)：452，2010．
2) 池田正一，小松知子：Down症候群患者の歯科治療．障歯誌 27：105-113，2006．

全身管理を必要とした症例
― 全身麻酔下における歯周治療例 ―

中村 全宏

麻酔は150年以上前に発見されて以来、近年の麻酔科診療は発展して、安全性に加えて麻酔薬のもつさまざまな作用が多方面から研究され、新しい薬剤や機器が開発されてきている[1]。歯科臨床においては、精神鎮静法や全身麻酔法などの麻酔管理は行動調整法の一つである。歯科治療を行う上で、未経験なことへの不安、過去の不快な治療経験など、患者側の協力性や歯科治療の侵襲度によっては、麻酔管理が必要になる。また、侵襲度が低くても、広範囲に術野を設定した場合には、患者の身体的精神的負担を考慮して、麻酔管理が適応になることもある。

心身障害者が年長化しているのに伴って、歯周治療を計画的に行う必要がある症例が多くなっている。歯石除去を繰り返し行う症例がほとんどであるが、症例によっては歯周治療計画にしたがって治療が進んでいくと、広範囲にSRPや歯周外科治療を行う必要性がでてくることがある。この歯周基本治療や歯周外科治療が良好な経過を得られて、歯周病安定期治療で維持管理していく症例もある。

本項では、心身障害者を対象とした歯周治療における麻酔管理について、新しい薬剤や機器を踏まえて全身麻酔法に関して解説し、全身麻酔下での歯周治療症例を提示・紹介する。

麻酔管理について

薬剤を使用した行動調整には、笑気吸入鎮静法、静脈内鎮静法や全身麻酔法がある。その他に、経口薬や座薬などを使用した方法もあるが、効果が不十分で不確実であることが多く、刺激・侵襲度が比較的高い歯科治療で用いるには特別な場合以外はお薦めできない。どの方法を適応するか、あるいは組み合わせるかは、患者の協力度や治療計画に基づいた治療・手術の内容および範囲によって決め、麻酔計画を立てることが大切である。

笑気吸入鎮静法や静脈内鎮静法は、意識を残しての麻酔管理になるので、患者の協力度が高い場合には、非常に効果的である。しかし、協力が期待できない場合には、意識喪失を伴った全身麻酔法が適応になる。

全身麻酔では鎮痛（Analgesia：無痛）、鎮静（Amnesia：健忘）、筋弛緩（Akinesia：不動化）の3つが重要な要素になる。さらにHyponosis（無意識）、Stability and Control（心血管系、呼吸器系、体温調節や自律神経系の安定化と制御）および有害反射の抑制が、安全で安定した全身状態をつくりだすことのできる要素である。

しかし、全身麻酔は危険であるので押さえつけてでもできる限り麻酔をしないで治療すべきであるという意見もあるが、歯科治療を理解できない患者をたくさんの人で押さえつけることは患者にとって恐怖心を招くことになり、良い方法であるとは言い難い。過度に抑制した結果、筋肉の異常収縮から横紋筋融解という危険な状態に陥った例も報告されている。全身麻酔を適当な専門家が施行する限り、心身障害者の歯科治療においても全身麻酔は患者にとって利益となる方法であるといえる[2]。

麻酔科医療の新たな展開により、使用される薬剤や使用器具・機器にも新しいものが使用されるようになってきた。はじめに最近よく使われている薬剤を紹介する。

1 全身麻酔薬

プロポフォール（propofol）

イギリスで1986年に承認され使用されるようになった非常に新しい薬剤である。円滑で迅速な導入と覚醒が早いことが特徴で、覚醒時の悪心嘔吐が少なく覚醒の質が高いのが利点である。

2009年の急死したマイケル・ジャクソンの常用や2014年に起きた大量投与による2歳児の死亡事件で、世間に知れ渡った薬剤である。これらによって一般的には、危険な薬で恐ろしい薬剤というイメージが広まったのではないかと思われる。実際に、保護者に麻酔について説明をしていると、この件について問われることがある。しかし、使用上の注意や副作用などの詳細は本項では省略するが、プロポフォール静注症候群（propofol infusion syndrome:PRIS）[3] を考慮に入れ、用法および用量、適応を厳守して使用すれば、麻酔の質が高くなり極めて優れた薬剤である。

全身麻酔薬であるが、投与速度、投与量によって良好な鎮静が得られるので、心身障害者において静脈内鎮静法として使用する報告が多くある。しかし医療保険上、精神鎮静法は適応外使用とみなされる場合がある。

2 ベンゾジアゼピン系薬

ミダゾラム（midazolam）

ベンゾジアゼピン受容体に作用することにより、脳細胞の働きを抑制する働きのある神経伝達物質GABAの作用を間接的に増強する作用がある。そのため、鎮静効果や睡眠、麻酔増強、筋弛緩作用が発現する。健忘効果を期待して、併用することが多い。

医療保険上静脈内鎮静法でも使用が認められており、心身障害者での使用報告もみられ、静脈投与可能なベンゾジアゼピン系薬剤の中でも使用しやすい薬剤である。

3 超短時間作用麻薬

レミフェンタニール (remifentanile)

受容体作動薬で強力な鎮痛効果を持っている。しかしながら一般的なオピオイドとは異なり、蓄積効果がなく、投与時間や総投与量に無関係に投与速度に対する薬物効果は一定で、正確に濃度調整が可能である。

4 吸入麻酔薬

セボフルラン（sevoflurane）

1990年5月に日本で使用が開始され、小児から成人まで幅広く使用されている。吸入麻酔薬の中では、麻酔の導入・覚醒が早く、麻酔調節性に優れている。

デスフルラン（desflurane）

2011年7月に発売された最も新しい吸入麻酔薬である。速い麻酔作用の発現と麻酔後の早期の覚醒・回復が期待でき、かつ麻酔深度が調整しやすいことが特長である。しかし、気道刺激性があり、刺激臭があるため、緩徐導入には適さないとされている。

5 筋弛緩薬と拮抗薬

ロクロニウム（rocuronium）

世界から遅れること10年後の2007年10月に発売された非脱分極性筋弛緩薬である。

スガマデックス（sugamadex）

ロクロニウム臭化物およびベクロニウム臭化物に対して非常に高い親和性があり、筋弛緩状態から速やかに回復させる。

6 その他

最近、静脈投与可能な鎮痛薬が利用できるようになった。非ステロイド性解熱鎮痛剤のロピオンと解熱鎮痛剤のアセトアミノフェンの注射液アセリオが、術後鎮痛対策や経口投与困難な場合に有用である。

全身麻酔時に使用される機器や身体監視装置も進歩して、挿管困難症例に使用される気管挿管器具、麻酔深度モニターや体温監視装置などの開発で安全な麻酔管理を可能にしている。本項では機器に関する詳細は割愛する。

新しい薬剤および医療器械の開発で、より安全に、しかも副作用が少なく麻酔管理が可能となってきている。しかし、麻酔侵襲が入る以上何らかの危険性を含んでいるので、安易に適応すべきではない。費用対効果、メリット・デメリットを十分に検討した上で、治療計画を立てることが必要である。

歯周治療について

心身障害者への歯周病治療は、一般的な歯周病治療の流れと変わりがない。その治療の流れの中で、非協力や異常反射などで治療や手術ができない場合、長時間の治療に耐えられない場合や早期に治療を進めたい場合などに、全身麻酔下での治療が考えられる。どのステップで全身麻酔下での歯周治療を入れるかは治療計画に基づいて行われる必要がある。

全身麻酔下での歯周治療の利点一つは、一度に多数歯の治療が可能になることである。歯周病を発現している多くの歯を一気に歯肉縁下のデブライドメントを行って、バイオフィルムの構造を機械的に破壊して、さらに歯肉ポケット内をイリゲーションすることで、歯周病原細菌を含めて口腔内の細菌叢を一気に改善できる。

理想的な流れとしては、初診の歯周病検査から始まり、歯磨き指導・栄養指導などを行いながら、外来にて可能な限り歯肉縁上の歯石除去を終了した上で、全身麻酔下での歯肉縁下歯石除去をして、さらにルートプレーニングを行う治療を数回に分けて計画する。歯周基本治療が終了するまでに1、2年かかる場合もある。その後、歯周外科治療で全身麻酔が必要になることもあるが、歯周外科治療は術後管理のことも良く計画して施行しないと、後戻りすることもあるので、しっかりとした計画が必要になる。協力度によっては、歯周病検査や縁上歯石除去の段階で麻酔管理が必要になる場合もある。

さらに、一連の歯周基本治療などの終了後からは、継続した管理が不可欠である。つまり再発防止、重症化予防のための継続管理が重要である。セルフケアの困難な心身障害者にとって、病状の安定を維持し、治癒させることを目標として行う歯周病安定期治療を行っていくような治療計画が必要になる。

症例紹介

患者：39歳（初診時）、男性

障害名：脳性麻痺、最重度知的能力障害、てんかん、小頭症。大島分類1。

服用薬：抗てんかん薬＜フェノバール120mg（分3）、フェニトイン150mg（分3）、テグレトール550mg（分3）、マイスタン10mg（分3）＞

主訴：むし歯と歯がぐらぐらしている。

現病歴：1967年3月生まれ。身長146cm、体重30kg。座位保持、半寝返り、食事・排泄は全介助。栄養は全粥食1,000kcalで、体調が悪いと水分でむせこむことがある。地域の口腔センターに歯科受診歴あり。

現症：

<u>口腔内所見</u>

口腔清掃状況不良、口臭あり。舌苔付着あり。多数歯う蝕（歯頸部う蝕、隣接面う蝕、残根状態あり）、重度歯周病（歯間乳頭部歯肉に薬物によると思われる線維性歯肉増殖あり。動揺歯多数）。咬合状態は臼歯部での咬合接触が不安定で、咀嚼効率は悪い。摂食機能は、咀嚼運動はみられるが口腔内に食物残渣および残留が多い。水分や固形物でのむせ込みなどはみられず、嚥下機能には問題がない。

治療経過：治療経過を表3に示し。歯周治療の各ステップでのエックス線写真や口腔内写真を図1～図4、表1～2に示す。治療に3年以上を要し、全身麻酔下での歯科治療を5回行った。現在は、歯周病安定期治療に入り、2～3カ月ごとに継続的に管理して良好な経過を得ている。麻酔下での治療がなかったなら、無歯顎に近い状態になっていたと考えられる。

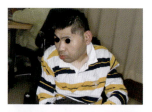
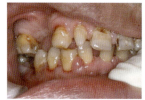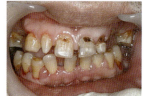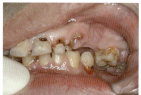

図1　初診時の写真

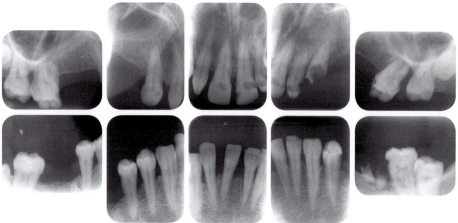

図2　初診時のデンタルエックス線写真（10枚法）

表1　初診時の歯周病検査　赤字はBOP（+）

動揺度		1	1			0	1	1	1	1	0			1		
PPD（BOP）		3	3	×	×	4	3	4	4	3	3	×	×	5		
	8	7	6	5	4	3	2	1	1	2	3	4	5	6	7	8
PPD（BOP）		6	×		4	4	3	6	5	6	5	4	4	×	6	
動揺度		2			1	1	1	2	2	2	2	1	1		2	

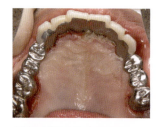
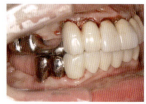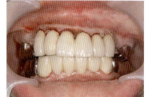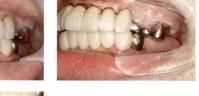
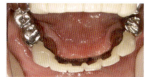

図3　全身麻酔下歯科治療5回目　口腔内写真

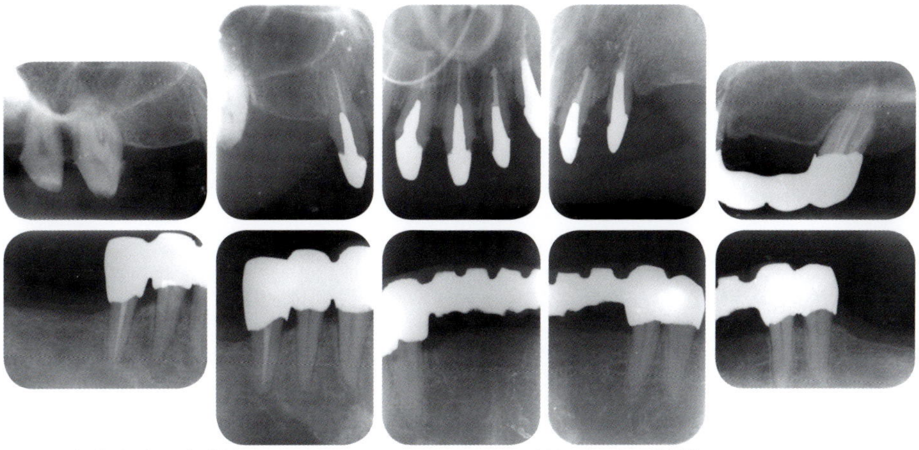

第5章 ❶ーー 全身管理を必要とした症例 ―全身麻酔下における歯周治療例―

図4 全身麻酔下歯科治療5回目 デンタルエックス線写真（10枚法）

表2 全身麻酔下歯科治療5回目後の歯周病検査 赤字はBOP（+）

動揺度		0	0			0	0	0	0	0	0		0		
PPD(BOP)	✕	3	3	✕		4	3	3	3	2	2		5	✕	✕
	8	7	6	5	4	3	2	1	1	2	3	4	5	6	7	8
PPD(BOP)	✕	✕	✕	4	5	3	✕	✕	✕	✕	✕	4	4	✕	✕	✕
動揺度				1	1	1						1	1			

表3 全身麻酔を併用した歯周病治療の経過

年齢	月	診療項目	写真図	治療内容			
				歯周治療	歯内治療	外科治療	その他
39	5	外来診療、初診	図1 図2	歯周病検査（1）、歯石除去			
		外来診療		歯周基本治療、歯石除去、TBI			
	7	外来診療		歯周病検査（2）、歯石除去、TBI			
		外来診療		歯周基本治療、歯石除去（2回目）			
40	6	全身麻酔下歯科治療 1回目		歯周病検査（3） スケーリング・ルートプレーニング開始 754321｜1234	抜髄 ｜23	抜歯（P3、C4） ｜78　｜678	
		外来診療		歯周基本治療			
	12	全身麻酔下歯科治療 2回目		スケーリング・ルートプレーニング 76321｜1236	根管充填 ｜23	抜歯（予後不良） ｜12　｜12	補綴 ｜23　支台
		外来診療		歯周基本治療	抜髄、根管充填 321｜　｜1		
41	8	全身麻酔下歯科治療 3回目		歯周病検査（4） スケーリング・ルートプレーニング（2回目） 754321｜1234			補綴 321｜1　支台
		外来診療		歯周基本治療			
	12	全身麻酔下歯科治療 4回目		スケーリング・ルートプレーニング（2回目） 76321｜1236 上唇小帯形成術		抜歯 87｜	補綴 ブリッジ形成、印象
		外来診療		歯周基本治療			
42	5	全身麻酔下歯科治療 5回目	図3 図4	歯周基本治療			補綴 ブリッジ装着
	7	外来診療		歯周病検査（5） 歯周病安定期治療へ			

まとめと考察

歯周病と全身疾患の関係が強調されてきている。心身障害者の年長化から、内科的全身疾患に罹患する確率も高くなってきている。また、悪性腫瘍に罹患する例も見かけられるようになった。したがって、全身疾患との関係を重要視して、しっかりとした計画的な歯周病治療が心身障害者にも必要であると思われる。治療を計画的に進めるための手段として、全身麻酔下での治療も選択肢に入れるべきと考える。

参考文献

1) 土肥修司：麻酔科学UPDATE—学術の進歩と臨床麻酔の安全性 はじめに．医学のあゆみ 225（10），985, 2008.
2) 飯島毅彦：心身障害者の歯科治療における全身麻酔．発達障害医学の進歩 11, 35-42, 2001.
3) Merz TM, et al.：Propofol infusion syndrome – a fatal case at a low infusion rate．Aneth Analg 103, 1050, 2006.

長期管理①
ダウン症候群 (Down Syndrome)
―矯正治療による歯周病の予防を行った例―

小松 知子

患者：7歳（初診時）、女性
障害名：21トリソミー　ダウン症候群（軽度知的能力障害）、先天性心疾患
初診時の主訴：定期的な口腔衛生管理、指導
全身既往歴：僧帽弁閉鎖不全、完全右脚ブロック（20歳〜、加療なし）
口腔既往歴：某大学病院にてう蝕進行抑制治療（フッ化ジアンミン銀液塗布）
現症：

全身所見
身長106.5cm、体重19kg、Rohrer指数　160（太りすぎ）

局所所見
　上顎前歯部叢生、下顎左側乳側切歯と乳犬歯の癒合、下顎両側側切歯先天性欠如、切端咬合である。プラークコントロールは良好である。ぶくぶくうがいも十分な習得がみられ、頰・口唇を膨らませ上手にできる。定期管理に対する保護者の認識と理解は高い。患者の治療に対する協力度も良好である。

診断名：プラーク性歯肉炎（全身因子関連歯肉炎）
治療経過：上顎前歯部叢生に対するセルフケアの改善を目的とした矯正治療

　7歳2カ月〜：母親が上顎前歯部の叢生のため歯磨き困難で、プラークの付着を気にしていた。約3カ月に1回の来院にて本人への歯磨き指導、機械的清掃を中心とした専門的口腔ケア、口唇の低緊張に対する口輪筋の筋訓練（ハーモニカを笛く、シャボン玉で遊ぶ）などを行った。また、う蝕予防治療としてフッ素塗布および第一大臼歯の小窩裂溝予防塡塞を行った。

　12歳3カ月の時点でデンタルエイジⅢA、アングルⅠ級で上顎前歯部叢生の不正咬合を呈していた。下顎は叢生など歯磨きを困難にする歯列不正はみられなかった。患児は十分ではないが歯磨きの必要性、叢生部の歯磨きの困難性を自覚し、審美性の改善も希望した。そこで将来予測される歯周病に対する予防的治療として、セルフケアの困難性の改善を第一の目的として矯正治療を行った。まず、上顎のみ可撤式矯正装置（図1-1）を装着し、部分的な歯の配列を行うと同時に患児に矯正の意味や方法をある程度理解させた。

　12歳7カ月で可撤式矯正装置を撤去後、リンガルアーチと指様弾線にて1|、|1の右方移動、|2の唇側移動を行った（図1-2）。

　13歳3カ月ごろよりダイレクトボンディング法にて1|と3|間のスペースを閉鎖し、2|を口蓋側に移動した（図1-3）。

　13歳11カ月時に2|の抜歯を行った。抜歯後の治癒には通常より時間を必要とした。最終的に1|、|1と|2を下顎前歯の唇側に配列した。

　14歳2カ月でブラケット除去し、保定床を装着した（図1-4）。その時点でのパノラマエックス線写真（図2）と歯周病検査結果（表1）を示す。これにより、上顎前歯部叢生が解消され、口腔清掃が容易となった。

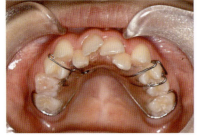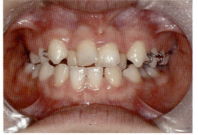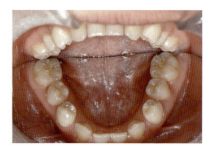

図1-1：12歳3カ月　可撤式装置装着開始時

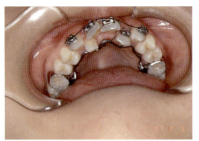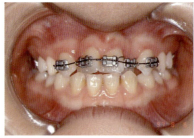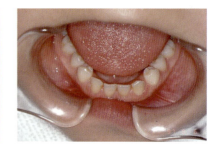

図1-2：12歳7カ月　リンガルアーチと指様弾線による歯の移動

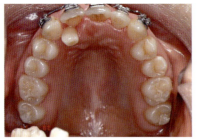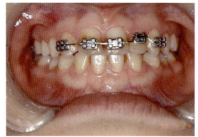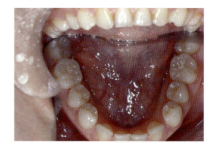

図1-3：13歳11カ月　ダイレクトボンディング法（抜歯直前）

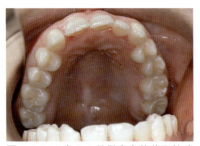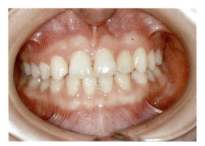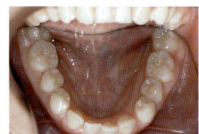

図1-4：14歳2カ月保定床装着開始時

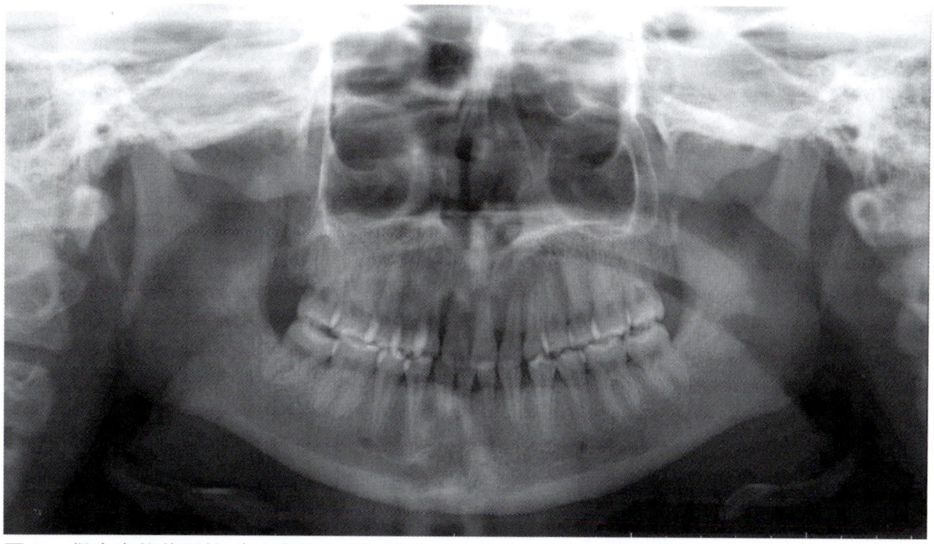

第5章 ⓲──長期管理① ダウン症候群（Down Syndrome）―矯正治療による歯周病の予防を行った例―

図2　保定床装着開始（14歳2カ月）時のパノラマエックス線写真

表1　保定床装着開始（14歳2カ月）時の歯周病検査結果

動揺度			0	0	0	0	0		0	0	1	0	0	0	0	
PPD (B) (BOP)			222	222	222	222	222		212	212	222	222	222	222	222	
(P)			222	222	222	222	222		222	233	312	122	222	222	222	
	8	7	6	5	4	3	2	1	1	2	3	4	5	6	7	8
PPD (L) (BOP)			222	222	222	222	222		222	222		222	222	223	332	22
(B)			222	222	222	222	222		222	222		222	222	223	332	22
動揺度			0	0	0	0	0		0	0		0	0	0	0	0

メインテナンスおよびSPT：

　その後、30歳までの約16年間は良好な経過をたどり、歯周組織は安定している（**図3**：口腔内写真、**図4**：デンタルエックス線写真、**表2**：歯周病検査結果）。2～3カ月間隔のスケーリング、PMTCと繰り返しの本人への歯磨き指導と習慣化されたホームケアにより良好なう蝕、歯周病予防が行われている。また、ナイトガードの装着により、咬合状態を確認、調整しながら咬合性外傷を予防している。30歳の時点で6⏋頬側ポケット内プラークのreal-time PCR法によるRed complexである*Porphyromonas gingivalis*（P. g）、*Tannerella forsythia*（T. f）、*Treponema denticola*（T. d）および*Prevotella intermedia*（T. i）の定量において、いずれの菌も検出されていない。

　30歳現在まで、日常の歯磨きは自立しており、介助磨きの介入はない。しかしながら、25歳ごろより、口数が少なくなり、動作緩慢で、意欲や活動性の低下、抑うつ状態が続き、精神科よりスルピリドを服用している。数年前より、授産施設での作業で疲労感が強く、来院時の待合室では元気なく眼を閉じて休んでいることが多くなった。歯磨きの習慣が幼少期より定着しているが、歯磨きに対する関心が以前より薄れ、セルフケア能力が低下し、口腔清掃状態はやや悪化している。しかし、介助磨きの介入には拒否が強くみられる。歯科診療においても、治療に対する協力度は低下してきている。開口量も減少し、今まで可能であった多くのことに拒否が強くなり、超音波スケーラーの使用も通法では難しくなってきた。今後は笑気吸入鎮静法、静脈内鎮静法等の併用により管理していく必要があると考える。

　ダウン症候群患者では、このように退行現象に派生した口腔ケアや治療における諸問題に対して、モチベーションを低下させない工夫を検討する必要がある。また、生活背景の変化を把握して対応することも重要である。本症例の患者は、父親の他界と母親は仕事のため、現在、ガイドヘルパー（障害者移送介護従事者）と一緒に通院している。現状を文章で母に伝えるなどの工夫により、家庭との連携を図り、定期管理に対する母親の認識と理解を高く維持していく必要がある。

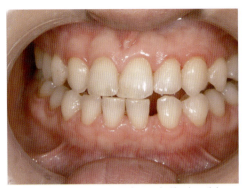

図3 メインテナンス開始16年後（30歳）の口腔内写真

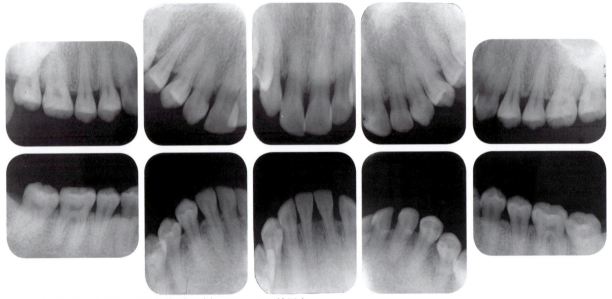

図4 メインテナンス開始16年後（30歳）のエックス線写真

表2 メインテナンス開始16年後（30歳）の歯周病検査結果

動揺度			0	0	0	0	0		1	1	0	0	0	0	0	
PPD (B)		3 3 3	2 2 2	2 2 2	2 2 2	3 3 3	2 2 2	2 3 2	2 2 2	2 2 3	3 3 2	2 2 2	2 2 2	2 2 2	3 3 3	3 3 3
(BOP) (P)		3 3 3	2 2 2	2 2 2	2 2 2	3 3 3	2 2 2	3 2 3	2 2 2	3 3 3	3 3 2	2 2 2	2 2 2	2 2 2	3 3 3	3 3 3
	8	7	6	5	4	3	2	1	1	2	3	4	5	6	7	8
PPD (L)		2 2 2	3 3 3	2 2 2	2 2 2	2 2 2	2 2 2	2 2 2 2 2			3 3 3	3 3 3	3 3 3	3 3 3	3 3 3	3 3 3	
(BOP) (B)		2 2 3	3 3 3	2 2 2	2 2 2	2 2 2	2 2 2	2 2 2 2 2			3 3 3	3 3 3	3 3 3	3 3 3	3 3 3	3 3 3	
動揺度			0	0	0	0	0	0			0	0	0	0	0	0	

まとめと考察

本症例は、矯正治療により歯列不正を改善し、本人の自立磨きの支援を行うことで将来予測される歯周病に対して予防的取り組みを行った症例である。本人の矯正治療に対する適応能力を評価しながら、本人および家族の協力が得られる状態で開始し、その後、メインテナンスとブラキシズムによる咬合の変化や早期接触に対して咬合調整を行ったことで、歯周病の進行を予防し、長期にわたり比較的良好な状態で管理できている。

知的能力障害者の矯正治療には様々な問題が生じる。装置装着による違和感や痛みに対する忍耐力および十分な口腔清掃の必要性の理解が得にくく困難である。さらに歯の移動に伴う歯周組織の反応性の良否、成長予測や口腔習癖の有無など様々な点を考慮する必要がある。特にダウン症候群は早期より歯周病に罹患することや歯根の短小など矯正治療を行うにはリスクの高い疾患と考えられるため、矯正治療の適応の可否は慎重に検討する必要がある。

第5章 障害者・有病者に対する歯周治療（症例）⑲

長期管理②
身体障害（肢体不自由）
―重度慢性歯周炎患者に非外科的治療を行い20年以上管理した症例―

長田　豊

患者：46歳（初診時）、男性
障害名：小児麻痺による肢体不自由
主訴：下の前歯の動揺が気になる
全身的既往歴：小児麻痺による肢体不自由、高血圧症（降圧薬服用中）
現病歴：数年前から、下顎右側のブリッジと下顎前歯部の動揺に気づく。また、右上の奥歯も体調不良時に痛みがあったが放置していた。最近、食べ物が食べづらくなり、昭和61年に大学病院保存科（歯周病科）を受診する。喫煙歴有。
現症（口腔内所見）：口腔内の状況は清掃不良で全顎的にプラークの付着（PCR:68%）があり、下顎前歯部に歯石が多量に沈着していた。また、ヘビースモーカーのため歯面にヤニが沈着しており、歯肉の色調も黒ずんでいた（図1）。エックス線所見では、歯槽骨の吸収は根の1/2～2/3と著明であり、8761｜、｜6 にう蝕（C2～C4）が認められた（図1）。また、全顎的に歯周ポケットは深く、下顎右側のブリッジは動揺度3度の動揺があり、下顎の前歯部も2度以上の動揺が認められた（表1）。
診断名：広汎型重度慢性歯周炎
治療計画：ヘビースモーカーであったので、歯周病のリスク因子である喫煙をやめるように説得しながら、歯周基本治療として、TBIやSRPを実施する。また、保存不可能な｜8、｜5、｜7は抜歯。下顎前歯は抜歯が適応であるが暫間固定し再評価

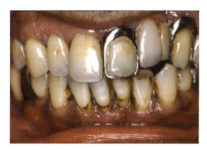
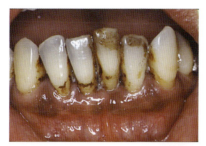
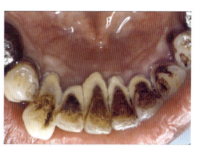
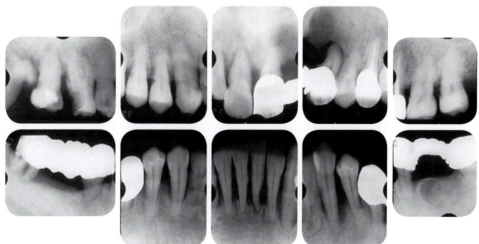

図1　初診時（1986年）の口腔内写真およびエックス線写真：清掃不良で、下顎前歯部に歯石が多量に沈着し、喫煙習慣のため歯肉が黒ずんでいる。エックス線所見では、全顎的に骨吸収は著明でう蝕も認められる

表1　初診時の歯周病検査　赤字はBOP（＋）

動揺度		2		1		0		0		0		1		2		1〜2			0		0		0〜1		0〜1		
根分岐部病変		1	0	1	1	1	2	0		0	0	0							0	0	0		0	1	0	1	1	0	0
PPD (BOP) (B)		7 4 6	6 4 7	5 3 4	4 3 5	4 3 5	4 3 5	5 3 5	4 4 5		✕	7 3 4	4 3 4	4 3 4	4 3 5	4 5 6	5 4 6	
(P)		5 4 5	6 5 5	5 4 5	5 4 5	5 3 4	4 4 4	5 4 7	5 7 4 4 5			6 4 5	5 4 5	4 4 4	4 5 4	5 4 5	6 5 6	
	8	7	6	5	4	3	2	1	1	2	3	4	5	6	7	8
PPD (BOP) (L)		6 8 9	✕	7 6 5	4 5 7	4 6 5	4 6 5	5 4 6	5 4 5	6 5 6	6 5 6	6 4 6	6 5 6	5 5 5	✕	5 4 6	
(B)		7 7 8		6 5 7	5 6 3	6 3 6	5 3 6	4 5 6	5 4 6	6 4 6	5 3 7	5 3 5	5 3 5			5 4 6	
根分岐部病変		3													0		
動揺度		2〜3		1	2	2	2	2〜3	2	2	1		0〜1				

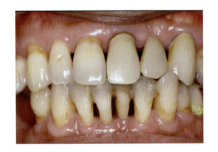
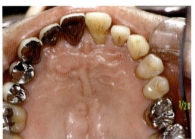
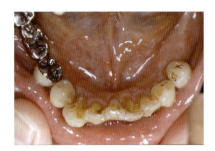

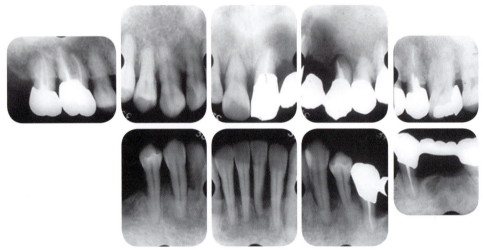

図2　SPT 12年後の口腔内写真およびエックス線写真：歯肉の炎症や色調も改善され、歯槽骨の状態も安定している

まで保存する。再評価後、歯周外科治療を考慮する。その後、咬合回復治療を行い、SPTに入る。

治療経過：歯周基本治療として、TBI、SRP後、保存不可能な8⏌、7⏋、⏌5は抜歯し、動揺の強い下顎前歯部は暫間固定を行った。節煙しながら数年後には禁煙した。

再評価後、患者の希望もあり、歯周外科治療は行わずに非外科治療（SRP）で対応した結果、歯周ポケットも減少した。その後、⏌76、⏌3、⏌5の歯内治療および口腔機能回復治療（Cr&Br、RPD）を行い、SPT（2〜3カ月リコール）に入った。また、禁煙してからは、歯肉の色調も健康なピンク色となり、歯周ポケットは上下顎前歯部の一部に4mm残存してはいるが、歯肉の状態は安定していた。また、下顎前歯部をはじめ、全顎的に骨の状態も比較的安定していた。治療後、約17年間は良好な経過であった（**図2**）。

ところが、65歳時に肺がんを発症し、入院。その後、脳梗塞を発症し、降圧薬や抗血栓薬を服用するようになった。その頃の口腔清掃状態は不良であり、SPT18年目に⏌1、⏌7が悪化し抜歯となり、その部位の補綴治療をやり直した。

再治療後、骨の状態も再び安定してきているが、上顎前歯部や⏌76分岐部など不安な部位もあるので、SPTの間隔を1〜2カ月に短く設定し、セルフケアが困難な部位も多いので、プロフェッショナルケアに重点をおいている（**図3、表2**）。

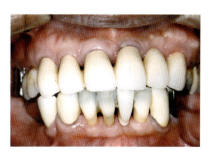
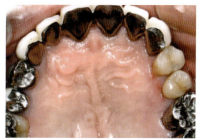
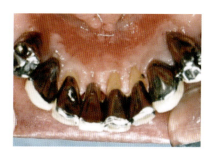

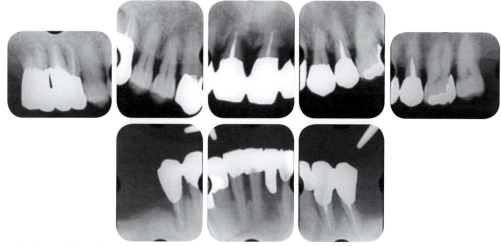

図3 SPT 20年後の口腔内写真およびエックス線写真：悪化部位の抜歯後補綴治療を行い、再び歯肉は安定している．歯槽骨の状態は、上顎前歯部のに不安はあるが、全体的には安定している

表2 SPT 20年後の歯周病検査

動揺度			0		0	0	0			0					0	0	0	0
根分岐部病変		1		2	2	0							0	0	0	0	1 0 1 1	0 0
PPD (B) (BOP) (P)		3 2 3　3 2 3　2 1 2	2 1 3　3 1 3　3 2 3　3 2 3　3 3 3	✕	3 3 3　3 2 3　3 2 2　2 3 3
		4 2 3　4 2 4　3 2 3	3 2 3　3 2 3　3 2 3　3 2 3　3 2 3		3 4 2　2 2 3　2 2 2　2 3 2　3
	8	7	6	5	4	3	2	1	1	2	3	4	5	6	7	8
PPD (L) (BOP) (B)			4 3 3　3 2 2　2 2 3　2 2	✕	3 2 2　3 2 3　3 3 3
			3 3 3　3 2 3　2 1 2　2 2 2		2 1 2　2 2 2　2 2 3
根分岐部病変																
動揺度					0		1			0						

まとめと考察

本症例は、20年以上長期にわたり、歯周治療後の管理を行った症例である。長期の管理中には、患者さんは高齢になり、新たな疾患や障害を生ずるとともに、生体の抵抗力や免疫力の低下、口腔清掃状態の悪化などから、歯周病の再発が生じることも多い。

対応としては、リコール間隔を短くし、プロフェッショナルケアの比率を増やすこと。また、全身疾患に関しては、医科と連携し全身状態を把握しながら歯周管理することが重要であると思われる。

参考文献

1) 長田豊：障害のある方の歯とお口のガイドブック．デンタルダイヤモンド，東京，44-46，2014．

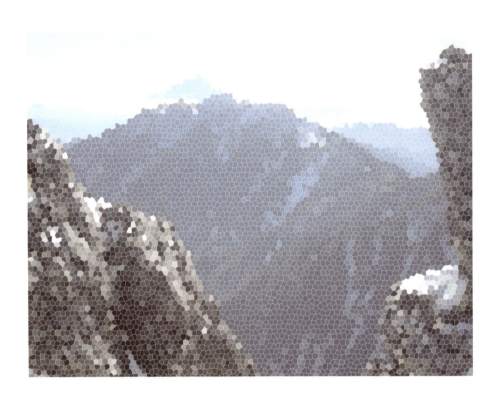

第6章

歯科衛生士の役割

障害者の歯周治療における歯科衛生士の役割

三村 恭子

1 障害者の歯周治療の目標と歯科衛生士の目標

障害者の持つリスクを考えると歯周治療の目標は、『障害や疾患と患者をとりまく環境を理解し、プラークコントロールが不良であっても、それらをプロフェッショナルケアで支え、歯周組織の安定と疾患の進行阻止を目指す』ことが挙げられる。

実際の歯周基本治療では、歯科衛生士は大半の治療を任せられており大きな責任を担っている。そこで歯科衛生士が目指す目標を次に挙げる。

(1) 本人・介助者からの主観的情報・客観的情報を正確に収集する

障害（疾患）を持つ患者の中には歯周組織の不快感を上手に伝えられない患者も多い。介助者への問診の際には、過去の生活の中で口腔内への違和感を表していたと考えられる、いつもと変わった様子を聞き出すことも大事な情報収集である。また、初めて対面する際は、全体像を観察することで全身状態や身体機能、理解力やコミュニケーション能力などを推測し歯周治療上の留意点を探ることができる[1]。医療面接時での観察項目を表1に挙げる。また、正確な検査は現在の状況を正しく把握するための大事な作業である。症状を把握しないと、然るべき治療をどのようにアプローチするかを考える事はできない。そのため、可能な限り正しい検査値を測ることを目標にする。

(2) 障害（疾患）の特徴に応じた確実な歯周基本治療を行う

障害（疾患）の特徴や口腔内の状況、定期管理の質を考えた治療を行うことが大事である。その中でも研磨剤やインスツルメントの選択には、細心の注意が必要である。PMTCを例に考えてみると、障害者（有病者）の口腔内の中には、想像以上のプラークが付着していることがある。慣れるまでは、歯垢染色液を使用して、プラークを完全に除去できるようにPMTCを行うと良い。またその逆に、過剰なPMTCにならないよう十分に配慮することも必要である。障害者の中には、形成不全歯など歯質そのものが弱かったり、また短い間隔での定期管理を行っている患者もいる。研磨剤やインスツルメントによる過剰な使用による歯質の減少は、新たなう蝕の発生や知覚過敏を招く原因になるので注意が必要である（表2）[2]。それらのことに考慮して、歯周治療そのものを短時間で効果的に行い、患者への負担を軽くすることが大事なポイントである。

(3) 歯周治療を安全に行えるための適切な行動調整法を応用する

比較的、協力度に問題がなく対応に困らない障害者（有病者）でも、歯周治療となると何となく難しさを感じることもある。その際、原因因子をつきとめ、それらに対応する行動療法を選択して行うと可能になることもある。そして、それらの方法で効果がない場合には、速やかに発達レベルに応じた体動のコントロールによる行動調整法を検討する。

2 障害がもたらす問題点と歯周治療の対応のポイント

障害がもたらす問題点と対応法を表3に示す。これら対応法のポイントは、安全面を重視し、治療を行うための条件である。十分に発達レベルを検査して、それらに応じた行動調整法を選択しながら治療を進めると良い。

表1　全体像の観察ポイント

呼びかけに対する反応
姿勢・歩き方
体格・身体・顔貌
呼吸の様子
表情や話し方・言動

表2　PMTC時の注意事項

1. 研磨剤を使用して、30秒間歯面研磨を行うと、4μm程度のエナメル質が摩耗する
2. 研磨により表層部が摩耗すれば、う蝕に対する抵抗力が弱まる
3. 歯面研磨剤の種類を使い分ける
4. 歯面研磨後にフッ化物塗布を行う

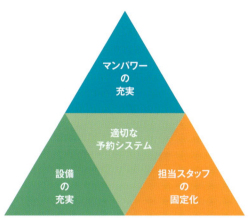

図1　歯周治療を行うための理想の環境

表3　障害(疾患)がもたらす歯周治療時の問題と対応のポイント

問題点	対応のポイント
診療時の体位や誤嚥の問題（身体障害）	緊張の緩和や異常反射を抑制する姿勢をとる 十分な吸引システムを設置する
理解力と認知力の問題（精神・発達障害）	行動療法で心のケアを含めた対応をとる
適応能力の問題（発達レベルの状態）	発達レベルを考慮した行動療法を選択し治療への適応を図る
感覚過敏の問題（触覚・聴覚）	問題行動の原因因子の排除と行動調整法を行う
服用薬の問題	薬剤の変更や減量を検討しながら、治療を行う
宿主の抵抗性と遺伝性の問題	早期からの介入と短い間隔での管理を行う

3　環境の整備

　歯周治療を行うにあたっての理想的な環境を図1に示す。十分な機材設備、取りたい時にアポイントが取れる予約システム、スタッフの担当化[3]は歯周治療において有効であるといわれている。しかし、環境の整備には限界がある。医療者側は、その限界を認識しながらも定期的に問題把握を行い、可能な範囲の中で最適な環境を整えることが必要であると考えられる。

4　記録の重要性

　障害者の歯周治療では思うような治療ができず、途中で終わらなければならないこともあるため、患者単位で治療内容だけでなく、患者の様子を記録することが重要となる。その記録により、患者の特徴や治療に対するできた理由・できなかった理由などがわかり、障害（疾患）に応じた個人レベルの対応が可能になる。それらを院内全体で共有することで、担当制でなくても患者の状況をスタッフ全員が把握できる。市販されているソフトを使用したり、自院にてデータベースを作成し応用するとよい。その際は、SOAP（IE）形式等で記録項目を整理された内容で書ける書式を使用することが望ましい（表4）。近年、歯科衛生過程を踏まえた記録が重要視されているので、障害者歯科における歯周治療に活用するのも有効である[4]。

表4 SOAP(IE)形式

SOAP(IE)形式 業務記録の一つ。 他には経過記録やフォーカス記録などがある。 歯科衛生過程では歯科衛生診断ごとにSOAP(IE)形式で記録することが挙げられている。	S＝主観的情報：Sデータ
	O＝客観的情報：Oデータ
	A＝アセスメント（分析・判断）
	P＝計画
	(I)＝介入
	(E)＝評価

> **Column**
>
> ＜歯科衛生過程（Dental Hygiene Process of Care、歯科衛生ケアプロセス）＞
>
> 歯科衛生過程とは、「アセスメント」「歯科衛生診断」「計画立案」「実施」「評価」をそれぞれ「書面化（記録）」する6つの要素から成りたちます。歯科衛生臨床の基本となり、歯科衛生※にかかわる行動を、「問題解決」という過程と、それに対する「意思決定」を科学的根拠に基づき、歯科衛生ケアのプランを作成することをいいます。
>
> 1985年アメリカ歯科衛生士会によって歯科衛生ケアプロセスとして提示され、日本でも教育内容の拡大に伴い、歯科衛生過程、または歯科衛生ケアプロセスとして定着していくようです。歯科衛生過程とは、問題解決のプロセスの一環でありますので、単に記録の媒体に留まらないものですが、その過程には多くの記録が必要とされます。
>
> ※**歯科衛生**＝口腔の疾患を予防し、健康を促進するための行動の管理を含む、予防的な口腔ヘルスケアの学問と定義される。

参考文献

1) 石井里加子：スペシャルニーズのある人の歯周病管理．日歯周誌 53(2)：163-167，2011．
2) 小原啓子：歯面研磨・歯面清掃（PTC）最新歯科衛生士教本歯科予防処置論・歯科保健指導論，177，医歯薬出版，東京，2014．
3) 山本浩正：メインテナンスにおける歯科衛生の役割．Periodontal Team Therapy 歯科医師の視点 歯科衛生士の視点，113-119，医歯薬出版，東京，2010．
4) 齋藤淳：歯科衛生士の歯周療法学教育における歯科衛生診断の導入に関する研究．日歯周誌，50(1)：21-29，2008．

歯周治療後の定期管理の実際

三村 恭子

1 障害者の歯周治療後の定期管理の重要性

　障害者のプラークコントロールの困難性については、様々な問題が挙げられる。自立清掃ができる場合においてでも、脳性麻痺や慢性関節リウマチ、脳血管障害後遺症などが原因で、手指の機能に問題がある場合などには、障害の種類や程度に応じた清掃器具の選択や改良も必要であり（図1）、それらに対応した歯科保健指導を行うことが大切である。しかしセルフケアには限界があるため、医療者側は患者さんのセルフケアが困難である部分を補うプロフェッショナルケア（PMTCやSRP）を行う必要がある。

　管理の間隔を決める際に考慮する因子は、**表1**に示した項目を中心に考える。これらを歯周治療終了後の再評価時や、定期管理受診の際にチェックする。

　定期管理の間隔については、プラークコントロールが悪い状態で深いポケットに対してSRPを行うと4週目以降に細菌は後戻りする[1]。また、SRP後60日で縁下の細菌は再集落化するという報告[2]もあり、プラークコントロールが難しい障害者の歯周病管理の間隔は、最低でも1〜2カ月が良いかと思われる。

　実際の定期管理の間隔は患者が持つ歯周病のリスク因子を考慮し[1]、ハイリスク：2週間から1カ月[2]、中等度のリスク：1〜2カ月[3]、ローリスク：3〜6カ月と、短い間隔で定期管理を行うことにより、歯周組織の安定が図られる。

2 定期管理の内容

　定期管理では、歯周病検査を行い、管理計画や目標に修正の必要がないかを考え、口腔内の状態に適した歯科保健指導や歯周病管理を行う。また障害者は、全身状態や服用薬も変化するので、定期的なチェックも必要となる。定期管理の内容を**表2**に表す。このプログラムから随時必要な項目を計画的に行っていく。

3 定期管理時の歯周基本治療に使用する道具

　歯周治療の大半は、歯科医師の指示にしたがって歯科衛生士が付着物（歯石やプラーク）の除去を行うことである。このPTCを患者に負担が少なくいかに効率よく歯石を除去するかで、結果は大きく左右される。そこでツール別の特徴を生かし、患者に合ったものを選択することが重要であ

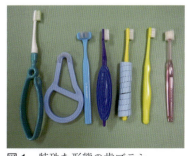

図1　特殊な形態の歯ブラシ

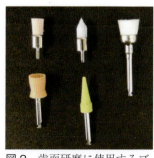

図2　歯面研磨に使用するブラシとラバーカップ

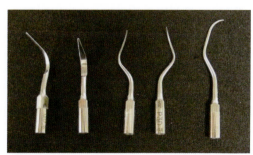

図3　超音波のチップ

表1　定期管理の間隔を決める因子

1. 障害の種類と程度
2. 清掃状態やうがいの可否
3. 清掃自立度、介助磨きの状況
4. 定期管理に対する保護者や介助者の認識と理解
5. 唾液分泌速度（ストレス、薬剤性）
6. 食事環境（食形態）
7. ストレス度
8. 歯周病原細菌の量（比率）
9. 歯列・咬合状態
10. 歯周病の種類・程度
11. 生体の抵抗力

表2　定期管理の内容

1) 診査：EPP、BOP、PCR、動揺度、咬合、骨吸収、分岐部病変、その他
　（必要に応じて：細菌検査、抗体価検査、全身疾患・薬剤情報のチェック）
2) 管理計画、目標の修正
3) 歯科保健指導の実施（本人・介助者）
4) PMTC・SRP・咬合調整
　（必要に応じて：予防処置・治療）

手用のみ	・少ない量の歯石の場合 ・注水に伴う誤嚥の危険性がある場合
手用＋超音波スケーラー	・通法の場合
手用＞超音波スケーラー	・歯石の量が多い ・感覚過敏や誤嚥・嘔吐反射
手用＜超音波スケーラー	・歯石の量が多い ・短時間で多量に除去を行いたい

図4　歯周治療時での器材の選択要項

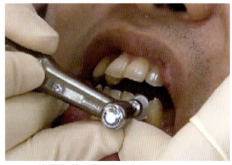

図5　施術部位と視野の確保

る（図2、3）。吸引にも十分な設備を整える必要があり、ダブルバキュームや排唾管の併用も有効であると考えられる。

　器具の選択方法は、患者の適応能力によって使い分ける。それは『患者の状態』、『付着物の状態』と『歯肉や根面の状態』に合わせて決定することが大切である（図4）。また、患者に過度な負担をかけず、かつ過剰に時間をかけすぎないように、その日の患者の状況に合わせながら行うことが重要である。

4　PTC時の注意点

　PMTCやSRP時ではいくつかの注意点があるが、障害者歯科においては、以下の様な点に注意が必要である。
①スケーラーは十分なメインテナンスを行い、常に良好な状態に保つことと破損の防止に努める。
②手指の固定点を必ず行う。
③痛くない治療を心掛ける。
④患者の安全面に十分配慮した体位と、術者が施術しやすい体勢を確保する。
⑤感覚過敏がある患者では、頰粘膜の排除の際、ミラーに固執せず手指を使った排除手段も考慮する（図5、場合によっては、過敏部位に局所麻酔を施すことも有効である）。
⑥確実なPTCを可能な時間で行う。

5　超音波スケーラーの利点・欠点

　障害者の方に感覚（聴覚・触覚）過敏が多くあることも考えて、超音波スケーラーの利点・欠点を考慮して選択すると良い（表3）[3]。また、吸引の問題やペースメーカー装着者には、大きな医療事故へつながることもあるので注意が必要である。また、易感染症の方にはエアロゾルでの感染も考えられるので、殺菌効果のある洗口剤を用いて口腔内の消毒を行い[4]、口腔外バキュームも準備ができれば、より安全に行える。

表3 超音波スケーラーの利点と欠点（文献3より引用・改変）

利点	欠点
多量の歯石除去が容易	特有の音・振動を患者が不快に感じることがある
側方圧を加える必要がない	知覚過敏が生じやすい（症例による）
刃先を積極的に動かす必要がない（チップ側面を目標に当てる事がポイント）ので、刃の動きが制限される部位での使用が可能	チップを根面に垂直方向に当てるとセメント質にダメージを与える。
短時間で処置が可能	エアロゾルの発生が避けられない
フェザータッチで使用するので術者の疲労が少ない	注水した水の吸引が必要
注水でのキャビテーション効果が期待できる（細菌の除去と削片の洗浄効果）	心臓ペースメーカー装着患者では安全確認後使用
水の代わりに殺菌作用のある薬液が使用可能	歯面との接触の感覚がラフである
患者の負担が少ない	

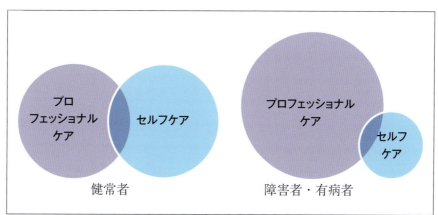

図6 健常者と障害者・有病者におけるプロフェッショナルケアとホームケアの比率

6 チームアプローチにおける歯周治療後の管理

障害者（有病者）の歯周治療後の管理は、セルフケアが困難なことが多いため、短い間隔でのプロフェッショナルケアが再発や進行防止の鍵となる（図6）。私たちは、常に適切な歯周治療学と障害者歯科学の知識と技術を習得し、可能な限り患者さんの身体と心の負担を和らげるようにする必要がある。それには、個人の力量だけに頼らず、歯科医院単位で知識と技術を底上げするとともに、患者の情報を共有しながらチームワークを持って行うことが望ましい[5]。そして、歯周治療を積極的に行い、歯周組織の安定を取り戻すことによって、次のステップである歯科保健指導や行動療法へ力を注ぐことができると考えられる。

参考文献

1) Magnusson I, Lindhe J, et al.: Recolonization of a subgingival microbiota following Scaling in deep pockets.J Clin Periodontal, 11(3): 193-207, 1984.
2) Sbordone L et al.:Recolonization of the suvgingival microflora after scaling and root planing in human periodontitis. J Periodontol, 61(9): 579-584, 1990.
3) 沼部幸博：超音波スケーラーの現在. 日歯周誌, 57(1): 49-52, 2015.
4) 坂井雅子：ＳＲＰの実際. 日歯周誌, 57(2): 107-110, 2015.
5) 石黒千代栄, 他：歯周病の予防. 緒方克也, 柿木保明監修：歯科衛生士講座 障害者歯科学, 永末書店, 171-175, 京都, 2014.

歯周定期管理①
自閉症スペクトラム症

三村 恭子 / 長田 豊

患者：21歳（再初診時）、男性
障害名：自閉スペクトラム症（以下ASD）
主訴：歯科検診および治療（母親の訴え）
既往歴：合併疾患はなし。養護学校（特別支援学校）から現在障害者支援施設に通所中。ADLは一部介助。
服用薬：なし
家族歴：特記事項なし
現病歴：昭和62年初診。身体抑制下にてう蝕・歯周治療後、定期管理となるが中断。平成10年、う蝕や歯石の沈着が気になり再受診となる。
現症：清掃状況は全体的に厚みのあるプラークが付着し歯肉の発赤・腫脹が認められた。歯石は全体的に歯肉縁上・縁下に多量沈着していた（**図1**）。歯周病検査所見では、全顎的に中等度の歯周ポケット（3～5mm）が認められ、BOP（＋）部位も多かったが、動揺歯はなかった（**表1**）。パノラマエックス線所見にて大臼歯に軽度の骨吸収。6⏋根尖部に透過像、⏋6に根分岐部病変と思われる透過像が認められた（**図2**）。

発達年齢は、言語発語はほとんどなく、対人関係はともに2歳3カ月前後というレベルであった。

通院時の様子は、比較的従順な性格であり、治療内容も簡単なものなら通法下にて治療可能であった。しかし、痛みやストレスの負担が続く治療の場合には、自傷行為や常動運動が現れ、診療室から退出するという行動が出ることもあった。また、触覚過敏が口唇と口腔内の全顎的に認められた。そのため、仕上げ磨きは短時間で終わることが多く、満足なホームケアを行うことは難しかった。

診断名：軽度慢性歯周炎
治療計画：①歯周基本治療　②再評価　③SPT

治療経過：
<u>歯科保健指導</u>

ASD患者では、感覚障害を有する割合が多い[1]と考えられており、本症例でも口腔内や口唇を中心とした触覚過敏が残存していた。治療時やホームケアの際に問題となるため、自宅にて過敏の除去療法（P.46参照）を母親から行ってもらった。また、本人の負担に配慮した仕上げ磨きの方法を、母親と検討して試みてもらった。本人磨きでは、歯磨き行動の概念の理解は困難なため、歯磨き行動の習慣化を試みた。媒体は介助者からのアプローチや絵カード・ビデオ作成等様々な形で続けていったが、効果が現れる方法はなかった。過敏の除去療法は本人の拒否により改善は難しかった。しかし、仕上げ磨きの方法において、電動歯ブラシを使用したことで歯磨き時間の短縮ができ、PCR値が100％から54.8％へ減少し、歯肉に改善の傾向がみられるようになった。

<u>歯周基本治療</u>

治療の際は、行動療法（P.70参照）を併用して行った。TLC（Tender Loving Care：優しく愛情を持って接する）に努め、カウント法やTSD法（Tell-Show-Do）を応用し、スモールステップを心掛けた段階的な歯周治療の流れで進めた。ポリッシングブラシを使用した機械的な歯面清掃は可能であったが、手用スケーラーや超音波スケーラー・エアースケーラーでのSRPとなると、拒否行動が現れ、時には立ち上がって待合室へ帰ってしまうような状況であった。原因として、①使用の際の音の有無　②注水作用とそれに伴うバキューム操作の刺激　③歯への振動の強さ　④SRP時の痛み、が考えられる。いずれもどの部位においても拒否行動があったことを考えると、歯石除去行

第6章 ❸——歯周定期管理① 自閉症スペクトラム症

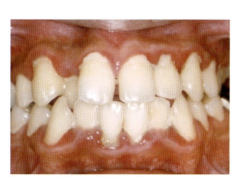

図1 初診時の口腔内写真

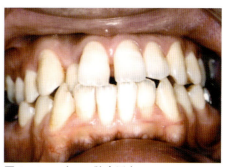

図3 SPT時の口腔内写真

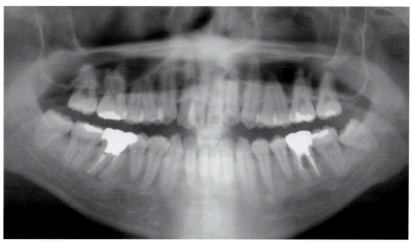

図2 初診時のパノラマエックス線写真

表1 初診時の歯周病検査　赤字はBOP(+)　　　　　　　　　　　　　　　　　　　　　　　　　　　　　　　　（BOP 100%）

動揺度		0	0	0	0	0	0	0	0	0	0	0	0	0	0	
根分岐部病変																
PPD(BOP)		5	4	4	4	4	4	4	3	3	4	4	4	4	4	
	8	7	6	5	4	3	2	1	1	2	3	4	5	6	7	8
PPD(BOP)		3	4	4	3	3	3	3	4	4	3	3	4	3	3	3
根分岐部病変															I	
動揺度	0	0	0	0	0	0	0	0	0	0	0	0	0	0	0	

PPDは最大値で示す

表2 SPT時の歯周病検査　赤字はBOP(+)　　　　　　　　　　　　　　　　　　　　　　　　　　　　　　　　（BOP 6.3%）

動揺度		0	0	0	0	0	0	0	0	0	0	0	0	0	0	
根分岐部病変																
PPD(BOP) (B)	✕	4 2 3	4 2 3	3 2 3	3 2 2	2 2 2	2 2 2	2 2 1	1 2 2	2 1 2	2 1 3	3 1 2	3 2 3	3 2 3	3 2 4 3 2 3	✕
(P)		3 2 3	2 2 3	2 2 3	2 2 2	2 2 2	2 2 2	2 2 2	2 2 2	2 2 3	3 2 2	2 2 3	3 2 3	3 2 3	3 4 3 3	
	8	7	6	5	4	3	2	1	1	2	3	4	5	6	7	8
PPD(BOP) (L)	4 3 4	4 3 3	3 3 3	3 2 2	2 2 3	2 2 3	2 2 1	2 1 2	2 1 2	1 2 1	2 1 2	2 1 2	2 3 3	3 3 3	4 2 5	✕
(B)	3 2 4	3 2 3	3 2 3	2 2 3	2 2 4	3 1 2	2 1 3	3 1 3	1 3 1	2 1 2	2 1 2	2 3 2	2 2 2	2 3 2	3 3 7	
根分岐部病変															0	
動揺度		0	0	0	0	0	0	0	0	0	0	0	0	0	0	

為そのものに拒否を現していることがわかる。また、それらに加えて、安全の配慮から行う手指やミラーでの粘膜の排除への過敏の現れもあると考えられた。

<u>再評価</u>

治療計画の再検討を行った。軽度の歯周炎であったが、行動療法には限界があること。また、抑制治療を行った場合、歯科治療への恐怖心を植え付け、今後の通院に悪影響がある事に配慮して、薬物的行動調整法を選択することにした。

<u>再治療とSPT</u>

そこで静脈内鎮静法下にて　全顎SRP法（One-Stage-Full-mouth-SRP法）を行い、歯周病の改善を行った。治療の結果、歯周ポケットも改善され、

歯肉の炎症や腫脹も軽減された（図3、表2）。軽度の歯周炎の症例であったが、縁下歯石の取り残しに対して、薬物による体動調整下で歯周治療を行ったことは歯周組織の安定においても、有効なアプローチだと考えられた。

まとめと考察

ASDの特性を考慮して、本人への口腔清掃指導に様々な方法を用いたが、効果は認められなかった。発達レベルが低く自立清掃が困難である場合には、介助者による仕上げ磨きと短期リコール時のプロフェッショナルケアが必須であることが再確認された。今回の口腔清掃状態が改善した要因は、電動歯ブラシの導入が介助者の負担軽減となったことと、さらに歯周組織が改善されたことによって介助者の口腔衛生に対する意識が向上したことが考えられた[2]。また、リコール時の検査や簡単な歯周治療は通法で可能であったが、触覚過敏部位や歯肉縁下の歯石除去の拒否が強く困難であった。しかし、積極的に静脈内鎮静法を用いて全顎SRPを行い、その後短期リコールを長期間実施したことによって良好な歯周組織を維持できている[3]。

参考文献

1) 長田豊，栗山拓代：自閉症患者の感覚機能発達と歯科治療の適応性に関する研究．障歯誌 27，560-565，2006．
2) 吉岡真由美，関野仁：SRPを行ったことで行動変容の見られた自閉症スペクトラム患者の14年間の治療経験．日歯周誌，52，245-254，2010．
3) 三村恭子，長田豊：自立清掃が困難な自閉症患者における歯周治療の長期経過例．障歯誌 31，656，2010．

歯周定期管理②
薬物性歯肉増殖症を有する自閉スペクトラム症患者の症例

井元 拓代 / 長田 豊

患者：24歳、女性

初診年月日：平成12年12月6日

主訴：検診

障害名：自閉スペクトラム症、知的能力障害、てんかん（点頭てんかん）

既往歴：生後4カ月にけいれん発作があり、点頭てんかんと診断。その後、発達センターにて自閉症と診断された。現在は障害者支援施設へ入所中。

服用薬（抗てんかん薬）：初診時はフェニトイン（アレビアチン）200mgとバルプロ酸ナトリウム（デパケン細粒）2.5gを服用していた。（治療開始5カ月後にはフェニトインを中止し、現在はバルプロ酸ナトリウム（セレニカ）700mg、ゾニサミド（エクセグラン）400mgを服用中）

現症（初診時口腔内所見）：全顎的にプラークに起因する炎症（歯肉の発赤、腫脹）および抗てんかん薬による薬物性の歯肉増殖が著明であり、口腔清掃状態は不良で歯垢や歯石の沈着が認められた。咬合状態は開咬で、前歯部が叢生。また、口呼吸もあり同部位には触覚過敏も認められた（図1）。初診時の歯周ポケットの割合は4〜5mmが71%。6mm以上が29%で、全顎的に歯周ポケットが深く、さらに下顎臼歯部に軽度の骨吸収が認められたが、動揺歯はなかった（表1・図1）。

診断名：薬物性歯肉増殖を伴う軽度慢性歯周炎、「5」番の慢性根尖性歯周炎

治療計画：自閉スペクトラム症の特性を生かした口腔清掃指導を行う。また、施設職員に対してもブラッシング指導および触覚過敏の除去療法（脱感作、P.46参照）の指導を行う。歯周基本治療で

表1 初診時の歯周病検査　赤字はBOP（＋）

動揺度	0	0	0	0	0	0	0	0	0	0	0	0	0	0	0	0
PPD (BOP)	5	4	5	4	6	4	5	5	5	5	5	5	5	7	6	5
	8	7	6	5	4	3	2	1	1	2	3	4	5	6	7	8
PPD (BOP)	5	6	6	6	5	6	5	5	4	5	4	6	5	6	5	
動揺度	0	0	0	0	0	0	0	0	0	0	0	0	0	0	0	0

PPDは最大値で示す

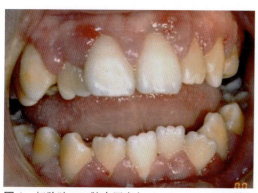
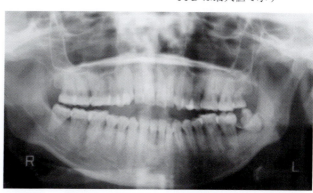

図1　初診時の口腔内写真とパノラマエックス線写真

は、全顎的なSRPを実施するとともに、歯肉の増殖の改善が認められない場合には、抗てんかん薬の減量・中止、または変更を行う。再評価後、歯周組織の病状が安定したらSPTを行う治療計画とした。

治療経過：口腔清掃の自立については、モデリング技法（P.70参照）や視覚支援ツール（顎模型・写真など）を用いたり、指示磨きを実施したが、困難であったため、施設職員に対して清掃指導を行い、徹底した介助磨きを指導した。また、歯周基本治療ではSRPを行ったが、歯肉増殖の改善はあまりみられなかった。そこで、精神科の担当医と連携しながら、5カ月かけてフェニトインを減量し、その後中止した。歯肉の増殖は軽減したが、前歯部の歯肉に炎症が残存していた。その原因として同部位に触覚過敏があり清掃が困難であると考えられたので、リコール時に施設職員に対して触覚過敏の除去療法（脱感作）について指導を行った。その後、触覚過敏は消失し、介助者によるブラッシングが容易となった。また、再評価時の歯周ポケットの割合も4mmが6％、5〜6mm以上が0％になり、歯肉増殖も改善したため、SPTに移行した。現在、初診から15年経過するが、歯周組織の病状も安定し、2カ月前後の間隔でリコールを実施中である（図2・表2）。

まとめと考察

本症例は、抗てんかん薬による薬物性歯肉増殖が認められたため、フェニトインを他剤へ変更し、歯肉増殖が改善した。さらに、清掃が困難な要因として触覚過敏が考えられたので、施設職員への除去療法（脱感作）について指導を行ったことも歯肉の改善につながったと考えられた。また、施設職員による徹底した介助ケアとリコール時のプロフェッショナルケアにより、長期に亘って良好な経過を辿っていると思われる。

参考文献
1) 長田豊，栗山拓代，他：フェニトイン誘発性歯肉増殖症を有する自閉症患者の歯周治療の1例．障歯誌 23：149-152，2002.
2) 長田豊，栗山拓代，他：自閉症患者の感覚機能発達と歯科治療の適応性に関する研究．障歯誌 27：560-565，2006.

表2 SPT時の歯周病検査　赤字はBOP(＋)

動揺度	0	0	0	0	0	0	0	0	0	0	0	0	0	0	1
PPD (BOP)	3	3	4	3	3	2	2	2	3	2	2	3	2	2	3 3
	8	7	6	5	4	3	2	1	1	2	3	4	5	6	7 8
PPD (BOP)	4	3	3	3	3	3	3	3	2	2	2	3	3	3	3 ×
動揺度	0	0	0	0	0	0	0	0	0	0	0	0	0	0	0

PPDは最大値で示す

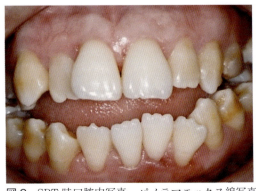
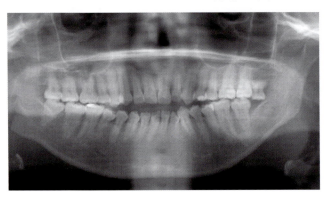

図2　SPT時口腔内写真・パノラマエックス線写真

歯周定期管理③
急性骨髄性白血病
―歯肉増殖の認められた患者に対する口腔ケアの一例―

和田 典子 / 長田 侑子 / 吉田 治志

　急性白血病のうち、高頻度で歯肉増殖を伴うタイプ（FAB分類：AML-M4、M5）のあることが知られる[1]。白血病では造血機能が著しく損なわれ、化学療法でも著しい血球減少症状[2]があるために、出血と感染制御の問題から口腔ケアが難しくなる。

患者：58歳、男性
主訴：歯肉の腫れ、痛みによる摂食障害
現症：近隣歯科より本院口腔外科に紹介、受診となる。抗菌薬の静脈内投与を行ったが、歯肉腫脹は消退しなかった。血液検査で汎血球減少症が認められ、血液内科に転科後、急性骨髄単球性白血病（AML-M4）との診断が確定された（表1）。
　入院管理下にてシタラビン（Ara-C）による化学療法（寛解導入療法）が開始されたが、著しい口内痛のため摂食が困難であり、接触痛、止血障害（血小板減少）のため、看護スタッフによる口内清拭、ブラッシングについても本人は拒絶した。化学療法3日目に当部へ口腔ケア目的で紹介された時には下顎の歯肉腫脹が顕著であり、歯冠全体がほとんど覆われていた（図1、2）。|3‾歯周囲には白色の変性歯肉上皮がみられた。
治療経過：含嗽を指示（アズノール）、湿ったスポンジブラシ、保湿剤（コンクール：マウスジェル、ウェルテック社）で粘膜面の清拭を開始した。化学療法（12日間）終了後3日で変性上皮が剥離・消失し、看護スタッフによるソフトブラシを用いた歯面清掃が開始された。化学療法終了後8日で接触痛は軽減し、患者自身によるブラッシングの開始と併せて、専門的歯面清掃を開始し、化学療法後2週間で歯肉腫脹消退の結果、歯冠がほぼ露出してきた。以上の口腔ケアは化学療法による骨髄抑制のため無菌室で実施された。

　初回の化学療法から24日後に化学療法（地固め）療法を2サイクル実施した。肝機能低下があり（表1）、化学療法（維持）を6コース実施し、白血病は寛解状態となった。

　初診時より60日目で歯肉増殖はほぼ消退したため、休薬期間に歯周病検査を行った（表2、図3、4）。歯石沈着、歯槽骨吸収と深い歯周ポケットがみられたことから、白血病に先行して中等度の歯周病に罹患していることがうかがわれた。一般外来で歯周基本治療を開始し、歯周病管理に移行した。|5‾を除いて歯周ポケットは基準値の範囲内にコントロールされた（表3）。

　その後、白血病の再発はなく、歯周病について血液内科受診時に定期的な予防管理を行っている。

まとめと考察

　白血病患者にみられる歯肉増殖は化学療法によって改善されることが報告されている[3]。しかし、化学療法、骨髄移植の前に歯周治療を含めた口内感染源の除去は原疾患の管理上における意義が大きい。ところで、病態あるいは療法上の原因で骨髄抑制期間が長くなると、易出血性、易感染性のために歯周病のための本格的な介入は歯科医療関係者にとって戸惑うことが多い。内科主治医と休薬時期（血球回復時期）を確認していきながら適切な介入時期を探れば、歯周定期管理上の制約は少なくなる[4]。

表1 化学療法初期の血液検査所見

末梢血		参考値	肝機能等		参考値
Red blood cell count ($10^6/\mu l$)	2.4	4.27-5.70	CRP (mg/dl)	4.01	<0.17
Hemoglobin (g/dl)	7.6	13.5-17.6	Albumin (g/dl)	1.7	4.0-5.0
Hematocrit (%)	22.4	39.8-51.8	AST (U/l)	61	13-33
White blood cell count ($10^3/\mu l$)	78.3	3.9-9.8	ALT (U/l)	28	8-12
Blast cell (%)	89	0	LDH (U/l)	751	119-229
Neutrophil (%)	3	40-60			
Stab cell (%)	0	1-10			
Lymphocyte (%)	3	25-50			
Monocyte (%)	2	1-14			
Eosinophil (%)	1	0-5			
Basophil (%)	1	0-2			
Platelets count ($10^4/\mu l$)	2.4	13.1-36.2			

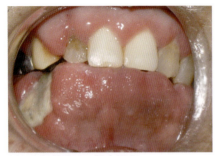

図1 初診時の口腔内写真

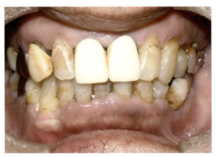

図3 初診時より60日目の口腔内写真

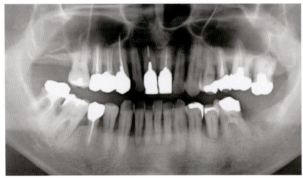

図2 初診時のエックス線写真

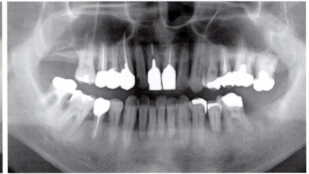

図4 初診時より60日目のエックス線写真

表2 初回歯周病検査時　赤字はBOP(＋)

表3 歯周基本治療終了時　赤字はBOP(＋)

参考文献

1) Dreitzen S, McCrendie KB, Keating MJ, Luna MA: Malignant gingival and skin "infiltrates" in adult leukemia. Oral Surg Oral Med Oral Pathol, 55: 572-579, 1983.

2) Damon LE: Acute leukemia. Current medical diagnosis and treatment 2014. ed 53, New York, Lange, 2013.

3) Sonoi N, Soga Y, Maeda H, Ichimura K, et al.: Histological and immunohistochemical features of gingival enlargement in a patient with AML. Odontology, 100: 254-257, 2011.

4) 吉田治志, 鮎瀬てるみ, 石飛進吾：血液悪性腫瘍患者の歯科紹介時における血液所見および歯周疾患実態調査. 日有病誌, 23(2):69-73, 2014.

歯周定期管理（周術期口腔機能管理）④
慢性骨髄性白血病

坂口 由季 / 篠塚 修

1 初診時

患者：41歳、女性
初診年月：2015年5月
主訴：非定型慢性骨髄性白血病の診断を受け、血縁者間同種末梢血幹細胞移植予定のため、口腔内感染巣の精査目的で来院した。
既往歴・服用薬：ハイドレア（抗悪性腫瘍薬・代謝拮抗薬）、ヘパフラッシュ（抗血栓薬）、ウルソ錠（胆道疾患治療薬）、カロナール（鎮痛薬）を内服していた。
現病歴：

（1）診査・検査所見（現症）
血液検査結果：WBC（白血球）35.8（$\times 10^3/\mu l$）、Hb（ヘモグロビン）7.1（g/dl）、PLT（血小板数）5.9（$\times 10^4/\mu l$）、PT-INR（プロトロビン時間 国際標準比）1.04
口腔内所見：歯間部、下顎前歯部舌側に歯石沈着が認められ、歯間部を中心に厚みのあるプラークが付着していた（**表1**）。
エックス線所見：感染源となる病巣は認められなかった（**図1**）。

（2）診断：軽度慢性歯周炎
（3）治療計画：①歯科保健指導、歯周基本治療②周術期口腔機能管理③再評価④SPT
（4）治療経過：2015年5月歯周基本治療、2015年6月周術期口腔機能管理、2015年7月再評価、2015年7月SPT

2 歯周基本治療（移植前）

（1）診査・検査所見
血液検査結果：WBC 26.6、Hb 8.4、PLT 4.5
口腔内診査：歯間部、下顎前歯部舌側に歯石沈着が認められ、歯間部を中心に厚みのあるプラークが残存していた。舌背全体に舌苔が広く付着していた（スコア2）[1]。

表1 歯周病検査　7̲6̲|口蓋側歯間部 PPD4mm　BOP 3％　赤字はBOP（+）

		8	7	6	5	4	3	2	1	1	2	3	4	5	6	7	8
動揺度			0	0	0	0	0	0	0	0	0	0	0	0	0	0	
PPD(BOP)	(B)		3 2 3	3 2 3	3 2 3	3 2 3	3 2 3	3 2 3	3 2 3	2 2 2	3 2 3	3 2 3	3 2 3	3 2 3	3 2 3	3 2 3	
	(P)		3 2 4	4 3 3	3 2 3	3 2 3	3 2 3	3 2 3	3 2 3	3 2 3	3 2 3	3 2 3	3 2 3	3 2 3	3 2 3	3 2 3	
PPD(BOP)	(L)		3 2 3	3 2 3	3 2 3	3 2 3	3 2 3	3 2 3	3 2 3	3 2 3	3 2 3	3 2 3	3 2 3	3 2 3	3 2 3	3 2 3	
	(B)		3 2 3	3 2 3	3 2 3	3 2 3	3 2 3	3 2 3	3 2 3	3 2 3	3 2 3	3 2 3	3 2 3	3 2 3	3 2 3	3 2 3	
動揺度			0	0	0	0	0	0	0	0	0	0	0	0	0	0	

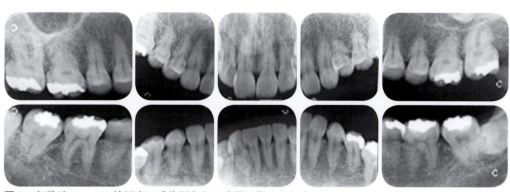

図1　初診時エックス線写真　感染源となる病巣は認められない

（2）歯科保健指導

移植後に起こりうる口腔状況についてあらかじめ説明し、移植前から適切な口腔機能管理ができるように、口腔内の観察方法、セルフケア方法、保湿方法について指導を行った。

口腔乾燥がある場合や、特に造血幹細胞移植に関わる治療の際は、粘膜の状態や付着物の状況を確認することが重要になる。口腔内の観察の重要性を説明し、歯肉に炎症があるか、口蓋、口唇、頰粘膜、舌に乾燥、付着物、粘膜炎があるかなどの患者自身の観察のポイントを確認した。セルフケア方法として、歯ブラシは小さめのソフトタイプ（バトラー025S）を紹介し、スクラッビング法を指導した。歯間部のケアには、フロスを指導した。舌のケアには、周術期口腔機能管理時にも使用できる粘膜用歯ブラシ（エラック510S）を指導した。頰粘膜、口蓋、舌の保湿にはスプレータイプ、含嗽タイプの低刺激の保湿剤を紹介し、今後移植にあたり、起こりうる口腔乾燥への対応についての指導を合わせて行った。口唇の保湿には、ワセリンによる口唇乾燥への対応を指導した。

（3）歯石除去、歯面研磨

外来に受診できる時期に、歯科衛生士による基本治療を行った。

3 周術期口腔機能管理時1回目（移植後day12）

（1）診査・検査所見

血液検査結果：WBC 0.1、Hb 7.6、PLT 0.8、PT-INR 1.33

口腔内診査：メトトレキサートによる粘膜障害（粘膜炎グレードⅡ）[2]が両側頰粘膜、舌下、口底部に幅広く発赤を伴い浮腫状に認められた（図2）。舌には、舌苔が薄く付着し、乳頭が消失、テカリ、発赤が認められた（スコア2）[1]。

（2）歯科保健指導

セルフケア方法については、毛の硬さがソフトタイプの歯ブラシを使用していたため、超軟毛タイプ（バトラー03S）へ変更した。粘膜炎が舌下、頰粘膜に及んでいたため、歯磨き時に歯ブラシの柄や毛先が粘膜炎に触れないよう上下前歯部唇側の歯冠部中心に毛先が当たるように指導した。舌の清掃については、舌苔の付着量も少なく、また、粘膜炎があるため、一時中止とした。頰粘膜、口蓋、舌の保湿は、スプレータイプをこれまで使用していたが、直接噴霧が刺激となったため、スプレータイプは中止し、含嗽タイプの保湿剤を2、3時間ごとに積極的に使用するよう変更した。粘膜炎により頰粘膜に疼痛がある場合は、保湿液を口に含むだけでも良いことを説明し、できる範囲でのうがいを勧めた。口唇のケアは、こまめにワセリンを塗布し、保湿するようにし、特に歯磨き前や食事前、就寝前に保湿するよう説明した。ワセリンの利用については口唇にのせるような感じで使用するよう指導した。口腔内、咽頭の疼痛が強く、会話は困難な様子であった。疼痛コントロールとして、医師からアズレンリドカイン含嗽液、オキファスト（オピオイド系鎮痛薬）が処方され、対応していた。アズレンリドカイン含嗽液は、保湿液と並行して使用するよう説明した。

（3）周術期専門的口腔衛生処置

歯科衛生士による保湿をしながら疼痛、出血、感染に留意して口腔ケアを行った。

4 周術期口腔機能管理時2回目（移植後day14）

（1）診査・検査所見

血液検査結果：WBC 0.4、Hb 8.6、PLT 0.9、PT-INR 1.14

口腔内診査：粘膜障害（粘膜炎グレードⅡ）[2]が、

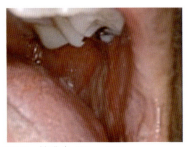 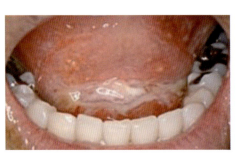

図2　粘膜炎グレードⅡ

左右舌縁、舌下、口底部に浮腫状に認められた。頰粘膜の粘膜炎は消失した。舌苔スコア2[1]であった。

（2）歯科保健指導・周術期専門的口腔衛生処置

周術期口腔機能管理1回目と同様に指導、処置を行った。口内痛、咽頭痛に関してはわずかに改善した。アズレンリドカイン含嗽液、オキファストによる疼痛コントロールを継続した。

5 周術期口腔機能管理時3回目（生着後day1）

（1）診査・検査所見

血液検査結果：WBC 1.0、Hb 6.7、PLT 0.7、PT-INR 1.08

口腔内診査：粘膜障害が、左右舌縁に認められたが、舌下および頰粘膜の粘膜炎は消失した（粘膜炎グレードⅠ）[2]（図3）。舌苔スコア2[1]であった。

（2）歯科保健指導

ブラッシングを行う範囲を拡大した。右下臼歯部舌側は歯ブラシの柄が右舌縁の粘膜炎に当たる恐れがあるため、避けて磨くよう指導し、それ以外は歯冠部を中心に出血に注意して磨くよう説明した。保湿は継続するよう説明した。全体的な口腔の疼痛は改善傾向を示したが、右舌縁の粘膜炎に疼痛が認められた。そのため、抗炎症作用だけでなく、潤滑剤の役割をするアズノール軟膏を舌が歯に当たって痛みが増さないよう塗布した。粘膜炎が消失するまで、アズレンリドカイン含嗽液は継続するよう説明した。

（3）周術期専門的口腔衛生処置

保湿をしながら、本人が磨けない右下舌側部を中心に口腔ケアを行った。

6 周術期口腔機能管理時4回目以降

（1）診査・検査所見・歯科保健指導・周術期専門的口腔衛生処置

血液検査結果：WBC 1.2、Hb 7.9、PLT 0.4、PT-INR 1.11

患者より、口蓋のザラつきについて訴えがあり、口腔内診察より、除去できる白い付着物があったため、口腔カンジダ症を疑い、医師に検査を依頼した。カンジダは陰性との結果であったため、付着物を、粘膜用歯ブラシを使用して取り除いた。また、患者より舌が黒くなっているのが気になるとの訴えがあった。口腔内診査より右側舌背に点状出血、内出血斑および|567口蓋側歯頸部歯肉より自然出血を認めた（図4）。血小板が4,000前後を推移していたため、血小板数の低下に伴う出血の可能性が高いと診断し、経過観察とした。易出血傾向が高いため、歯科保健指導では、出血している歯肉に毛先が当たらないよう鏡を見て位置を確認しながら指導を行った（図4）。

7 SPT時（移植後day48）

（1）診査・検査所見

血液検査結果：WBC 2.6、Hb 9.6、PLT 1.2、PT-INR 1.00

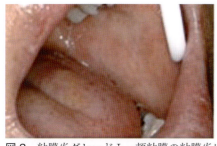
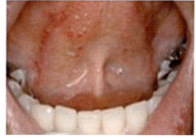
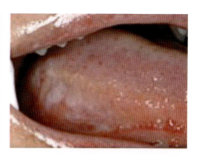

図3　粘膜炎グレードⅠ　頰粘膜の粘膜炎は消失

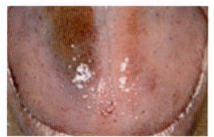
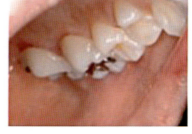
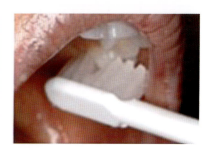

図4　血小板減少に伴う出血

口腔内診査：下顎前歯部歯間部に歯石が少量沈着し、歯間部を中心に薄くプラークが付着していた（図5、表2）。

（2）歯科保健指導

血球数が増加し、歯周組織の状態も安定しているため、歯ブラシの毛の硬さを今まで使用していた超軟毛からソフトに変更し、除去効率を高めるようにした。口腔乾燥が認められたため、保湿を継続するよう指導した。また、移植後100日目からの合併症として慢性口腔GVHD（移植片対宿主病）※についても説明し、引き続き歯肉の損傷を与えないように留意してセルフケアを行うことや口腔内の観察を引き続きするよう説明した。

8 まとめと考察

白血病患者の場合、造血および免疫系を再構築するために、患者自身又はドナーの造血幹細胞を移植する場合が多い。ドナーからの造血幹細胞移植（同種造血幹細胞移植）の場合、移植前治療から生着後早期（～100日前後）、移植後後期（100日～）にわたり、特有な合併症管理が必要になる[3]。合併症の一つとして、口内炎や歯肉炎、口腔カンジダ症、急性口腔GVHD、慢性口腔GVHDなどの口腔に関する疾患が生じる。さらに、血球減少の期間は、易感染性となるため、口腔粘膜障害などからの感染も起こりやすく、全身増悪の危険性も高まる。

本症例では、移植前の早期に適切な歯周治療を開始することで、移植に伴うリスクの軽減を図ることができた。歯科保健指導においても、患者自身が移植前から口腔状態を理解し、今後起こりうる口腔内の状況に応じた口腔ケア方法を習得することで、歯周組織の安定を維持することに繋がった。

参考文献
1) Eilers Oral Assessment Guide.
2) 有害事象共通用語規準 v4.0 日本語訳 JCOG版.
3) 日本口腔ケア学会編：造血管細胞移植患者の口腔ケアガイドライン第1版. 口腔保健協会, 東京, 2015.
4) 日本赤十字社 東京都赤十字血液センター：献血の知識 用語集 < https://www.tokyo.bc.jrc.or.jp/tmpfile/yougo/ >, (参照 2015-9-15)

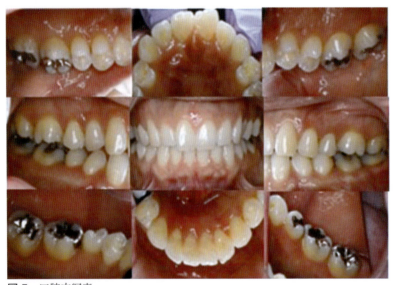

図5　口腔内写真

表2　歯周病検査　PPD4mm以上0%　BOP 1%　赤字はBOP（＋）

※ GVHD（graft-versus-host disease：移植片対宿主病）
白血球は自分以外を敵と見なして攻撃する性質を持っています。移植されたドナーの造血幹細胞がうまく患者に生着すると、患者の体の中をドナーの白血球が回るようになります。すると、このドナーの白血球にとっては、患者の体は「他人」とみなされますから、免疫反応を起こして患者さんの体を攻撃してしまいます。この現象による病気をGVHDといいます（日本赤十字社HPより）[4]。

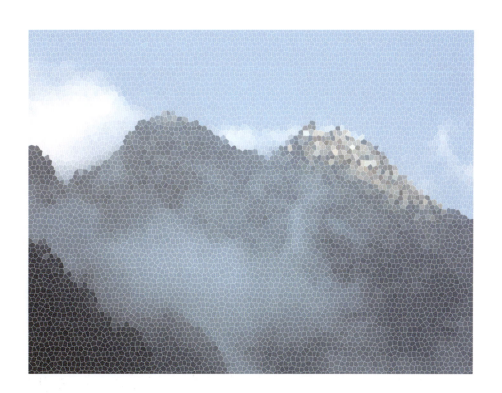

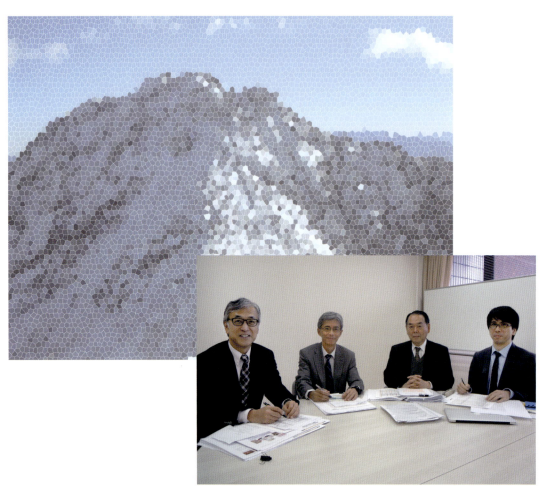

長崎での編集会議にて

あとがき

　歯科口腔保健の推進に関する法律（2011年8月）や21世紀における第二次国民健康づくり運動〈健康日本21（第二次）2013年4月〉がスタートしています。その中で、口腔の健康が健康で質の高い生活を営むうえで基礎的かつ重要な役割を果たすことが強調されています。すなわち、歯科医療は「口腔の健康」だけに焦点を合わせるのではなく、健康寿命を延ばすための医療として捉えられるようになったのです。さらに、口腔疾患、特に歯周病が、全身疾患と深く関わっていることが徐々に明らかにされてきており、私ども歯科医療関係者が行う治療が、患者の全身状態の改善にもつながることが証明されつつあります。これからの歯科医療は、今までの単なる局所的な治療の提供だけではなく、生活支援や生活の質（QOL）の向上という視点から方向性や社会性が求められており、少子高齢社会における保健・医療・福祉などの専門職種からのニーズに応えることが必要です。

　このことは健康人に限ったことではありません。障害を抱える多くの患者さんにとっても等しく歯科医療の恩恵が受けられるべきです。本書では、歯周治療を行ううえで特別な配慮が必要な疾患について各分野の専門の先生方に記載して頂きました。これらの疾患は、一般の歯科医療関係者にとって経験の薄い疾患と思われますが、気付かないで治療をしていると重大な医療事故につながる可能性があります。このような疾患に関する知識を持ったうえで治療を進めることは、安心・安全な歯科医療を行うために重要です。

　歯周病は、歯周ポケット内の細菌性プラークがその進行に大きく関与していることから、治療を行うためには単なる口腔ケアだけでなく、歯周ポケット内のプラークコントロールが必要です。炎症のある歯周ポケット壁は微少潰瘍が多く存在し、そこから血管内に細菌が侵入する可能性が指摘されていることから、私ども歯科医療関係者が行う歯周治療は、単に口腔内の環境を整えるだけでなく全身の健康にも影響を与える治療であることを理解することが必要です。

　超高齢社会を乗り越えなければならない日本において、歯科治療で特別な配慮が必要な患者さんは、特殊な疾患を持った患者さんに限りません。高齢者の患者さんは何らかの全身疾患を有しており、今後もその割合はますます増加するものと考えられます。そのような状況の中で、私どもが日常何気なく行っている歯科治療の多くが、高齢の患者さんの生命に悪影響を及ぼす行為であることを自覚して治療を行う必要があります。現在の歯科治療では、治療に先立つ医療面接で患者の全身状態を把握すること、またそれに対する十分な配慮を行ったうえで治療することが最重要課題です。

　本書がすべての患者さんに安心・安全な医療を提供する歯科医師・歯科衛生士をはじめとした歯科医療従事者の皆様の一助となれば幸いです。

　　　　　　　　　　　　　　　　　　　　　　　　　　　　和泉　雄一

監修者・著者

【監修者・著者】

東京医科歯科大学 歯周病学分野

教授　和泉 雄一

〈略歴〉
- 1979年　東京医科歯科大学歯学部卒業
- 1983年　東京医科歯科大学大学院歯学研究科修了 歯学博士
- 1987年　ジュネーブ大学医学部歯学科講師（～1989年）
- 1992年　鹿児島大学歯学部歯科保存学講座(2) 助教授
- 1999年　鹿児島大学歯学部歯科保存学講座(2) 教授
- 2003年　鹿児島大学歯学部附属病院 副病院長
　　　　　鹿児島大学大学院医歯学総合研究科 教授（歯周病態制御学分野）
- 2007年　東京医科歯科大学大学院医歯学総合研究科 教授（歯周病学分野）
- 2008年　東京医科歯科大学歯学部附属病院 病院長補佐
- 2014年　東京医科歯科大学 副理事

長崎県口腔保健センター

診療部長　長田 豊

〈略歴〉
- 1979年　神奈川歯科大学卒業
- 1983年　東京医科歯科大学大学院歯学研究科修了　歯学博士
- 1983年　東京医科歯科大学歯学部助手
- 1986年　長崎大学歯学部附属病院講師
- 1997年　長崎県口腔保健センター医長
- 2000年　長崎県口腔保健センター診療部長

【著者】（所属名50音順）

大阪歯科大学 歯周病学講座

教授　梅田 誠

神奈川歯科大学 障害者歯科学分野

講師　小松 知子

慶友会つくば血管センター　センター長
NPO法人バージャー病研究所　所長
東京医科歯科大学名誉教授

岩井 武尚

東京医科歯科大学 歯周病学分野

助教　竹内 康雄
助教　水谷 幸嗣
助教　片桐 さやか
須田 智也（現 セコメディック病院　歯科口腔外科）
青山 典生（現 University of North Carolina at Chapel Hill Department of Periodontology Visiting Scholar）
前川 祥吾（現 東京医科歯科大学歯学部付属病院医員）

東京医科歯科大学 障害者歯科学分野

准教授　篠塚 修
助教　楠本 康香
名取 文奈

東京医科歯科大学歯学部附属病院

歯科衛生士　坂口 由季

東京都立東部療育センター
全国重症心身障害児(者)を守る会

歯科医長　中村 全宏

長崎県口腔保健センター

医員　喜多 慎太郎
歯科衛生士　三村 恭子
歯科衛生士　井元 拓代

長崎大学 歯周病学分野

准教授　吉村 篤利
助教　尾崎 幸生

元 長崎大学病院 特殊歯科総合治療部

准教授　吉田 治志

長崎大学病院

歯科衛生士　和田 典子
歯科衛生士　長田 侑子

Periodontics for Special needs Patients
障害者・有病者の歯周治療

発行日　2017年1月1日　第1版第1刷
監　著　和泉雄一　長田豊
発行人　濱野 優
発行所　株式会社デンタルダイヤモンド社
　　　　〒113-0033
　　　　東京都文京区本郷3-2-15 新興ビル
　　　　TEL：03-6801-5810（代）
　　　　http://www.dental-diamond.co.jp/
　　　　振替口座＝00160-3-10768
印刷所　株式会社エス・ケイ・ジェイ

©Yuichi IZUMI, Yutaka OSADA, 2016 Printed in Japan
落丁、乱丁本はお取り替えいたします。

- 本書の複製権・翻訳権・上映権・譲渡権・公衆送信権（送信可能化権を含む）は、（株）デンタルダイヤモンド社が保有します。
- JCOPY〈（社）出版社著作権管理機構 委託出版物〉
本書の無断複製は著作権法上の例外を除き禁じられています。
複写される場合は、そのつど事前に（社）出版社著作権管理機構
（TEL：03-3513-6969、FAX：03-3513-6979、
e-mail:info@jcopy.or.jp）の許諾を得てください。